ESSAI
SUR LES SIGNES DU DIAGNOSTIC
DE
L'INSUFFISANCE MITRALE

PAR

E. TRIDON,
Docteur en médecine de la Faculté de Paris,
Préparateur du cours d'histoire naturelle des corps organisés au Collége de France.

PARIS
ADRIEN DELAHAYE, LIBRAIRE-ÉDITEUR
PLACE DE L'ÉCOLE-DE-MÉDECINE.
1875

ESSAI

SUR LES SIGNES DU DIAGNOSTIC

DE

L'INSUFFISANCE MITRALE

PAR

E. TRIDON,
Docteur en médecine de la Faculté de Paris,
Préparateur du cours d'histoire naturelle des corps organisés au Collége de France.

PARIS
ADRIEN DELAHAYE, LIBRAIRE-ÉDITEUR
PLACE DE L'ÉCOLE-DE-MÉDECINE.

1875

INTRODUCTION.

Le diagnostic des maladies du cœur est assurément, à notre époque, l'un des points les plus avancés de la science médicale. L'ensemble de nos moyens actuels d'exploration nous permet souvent, pour peu que les circonstances soient favorables, de déterminer avec une grande rigueur le siége et l'étendue des lésions. Mais, telle est la complexité des phénomènes morbides, que bien souvent aussi la plupart des signes sur lesquels nous nous appuyons d'ordinaire, se confondent entre eux ou avec d'autres, ou bien restent trop vagues pour nous renseigner utilement. Il nous arrive alors de regretter leur nombre trop restreint, et nous voudrions les voir plus multipliés dans l'espoir que, quelqu'un d'eux au moins, présenterait encore quelque netteté.

Depuis plusieurs années j'ai fait des recherches dans le but de déterminer, au moyen des appareils enregistreurs, la forme graphique de la pulsation cardiaque dans les maladies du cœur. Je suis parvenu à m'assurer de la constance d'une forme spéciale à ce mouvement dans l'insuffisance mitrale. J'ai donc cru pouvoir rapporter le résultat de mes recherches parmi les signes de cette affection.

J'ai écrit seulement les signes positifs de l'insuffisance mitrale. C'est assez dire que je me suis uniquement occupé des signes physiques.

La première partie de ce travail contient l'exposé du développement de nos connaissances, sur la lésion mitrale et des moyens d'étude clinique sur ce sujet. La deuxième partie est consacrée à ces procédés d'investigation tels que nous les employons aujourd'hui. Enfin, on trouvera dans un chapitre spécial les faits relatifs à la pulsation cardiaque, et les observations qui m'ont permis d'affirmer la constance de la forme anormale dont je viens de parler.

ESSAI

SUR

LES SIGNES DU DIAGNOSTIC

DE

L'INSUFFISANCE MITRALE

PREMIÈRE PARTIE

Considérations historiques,

Le progrès du diagnostic, dans les maladies du cœur, a suivi le développement des connaissances physiologiques sur les fonctions de cet organe. Avant la découverte de la circulation du sang, les médecins ne soupçonnaient même pas que le cœur pût être malade. Ce n'est qu'assez longtemps après que les travaux de Harvey (1619) eurent jeté un si vif éclat sur l'importance des mouvements du cœur, et leur rôle dans l'accomplissement de la fonction circulatoire, que les maladies dont il est le siége commencèrent à préoccuper les observateurs.

En abordant cette étude, on est frappé de voir que,

malgré le progrès immense que venait de faire sur ce point la physiologie normale, ce n'est pas par la physiologie pathologique que débute l'histoire de la pathologie cardiaque.

La connaissance des troubles fonctionnels causés par les lésions organiques du cœur, a été précédée d'assez loin par celle de l'anatomie pathologique de ces lésions. La découverte de ces altérations est due, en effet, aux recherches anatomo-pathologiques. Il est assez habituel, d'ailleurs, de voir l'étude anatomique des altérations morbides précéder celle des troubles qu'elles entraînent; de même que l'anatomie normale a toujours tracé la voie à la physiologie dont elle reste le plus précieux appui.

Ce qui surprend davantage, c'est le long espace de temps qui s'écoule entre la découverte de la circulation et le commencement des recherches pathologiques. Les premiers travaux sur ce sujet parurent au commencement du XVIIIe siècle, dans les écrits de Bonnet et de Vieussens (1710), bientôt suivis de ceux de Lancisi (1728) et de Meckel (1756). Enfin en 1762 Morgagni dans ses admirables Lettres sur l'anatomie médicale, décrivit, avec une merveilleuse fidélité d'observation, la plupart des lésions du cœur.

C'est à peine si, dans ces auteurs, nous trouvons des traces de l'étude des symptômes cliniques. Tout en continuant l'œuvre anatomique de ses devanciers, et surtout de Morgagni pour lequel il témoigne une si vive admiration, Sénac (1778) commence à tenter l'application des données de l'anatomie normale et pathologique à la recherche du diagnostic. Il s'applique à faire coïncider ce qu'il appelle les apparences, c'est-à-dire les symptômes, avec la nature de la maladie, « chacune d'elles, dit-il, a ses caractères particuliers. » Il indique et précise un ensemble de signes tirés de la continuité de la maladie, des accidents qui l'ont précédée, et donne sur le pouls des indications précieuses encore aujourd'hui. Il rapporte des cas où il a pu reconnaître que les valvules étaient ossifiées. Mais, en général, son diagnostic se borne à la connaissance plus ou moins certaine d'une maladie du cœur indéterminée, et il est forcé d'avouer que ces maladies sont fort obscures.

Si l'on cherche les causes qui ont paralysé les remarquables efforts que fait cet illustre observateur, dans le but de mettre la science clinique à la hauteur des notions anatomiques qu'il possède, on s'aperçoit que cela est dû à l'incertitude où était encore la théorie physiologique du jeu de l'organe. C'est qu'en effet si la plupart des faits nettement exposés par Harvey dès la première moitié du XVIIe siècle nous sont aujourd'hui démontrés, il n'en fut pas de même pour les physiologistes de son temps, et pour ceux qui lui ont succédé.

On sait que, malgré la confirmation qu'ont apportée à la théorie de Harvey les travaux de Haller et de tant d'autres expérimentateurs, cette théorie a rencontré de tout temps de nombreux contradicteurs. Je n'ai pas à insister sur les discussions dont elle a été l'objet, et sur les phases par lesquelles elle a passé depuis Harvey jusqu'à nos jours.

Ce n'est que dans ces derniers temps, et grâce à l'emploi de procédés d'investigation plus rigoureux, qu'elle a pu être fixée d'une façon définitive. Aussi ne devons-nous pas être surpris de voir la connaissance et le diagnostic des maladies du cœur se développer aussi lentement, puisque les moyens dont nous disposons pour y parvenir reposent entièrement sur l'analyse exacte de la fonction et de ses manifestations extérieures. Tenons compte également du peu de précision de ceux dont on faisait alors usage.

Ainsi donc d'une part, l'incertitude qui règne dans la science sur la façon dont le cœur se meut, et d'un autre côté, l'insuffisance des moyens d'étude; telles sont les raisons qui s'opposent aux progrès du diagnostic avant le commencement de ce siècle.

C'est ce que Corvisart avait bien compris, lorsque, dans son Essai sur les maladies du cœur, il parle avec insistance de la nécessité de baser les études cliniques sur une bonne physiologie: «Le médecin, dit-il, qui n'unit point la physiologie (1) à l'anatomie, resterait toujours, à la vérité, un prosecteur plus ou moins adroit, industrieux et patient, mais il n'aurait jamais qu'une pratique chancelante et incertaine, surtout dans le traitement des lésions des organes. Combien n'ai-je pas vu, au lit des malades, émettre de faux diagnostics; les uns accusant le foie, l'estomac d'être malades lorsque la poitrine était attaquée; les autres prenant pour toute espèce d'hydropisie, pour l'asthme, etc., une maladie du cœur.

« Quelle est donc, dit-il, la source de pareilles méprises? Je l'ai dit, c'est le défaut d'une bonne physiologie. Sans elle, en effet, à quoi bon l'anatomie? Il ne suffit pas au médecin de connaître tous les ressorts du

(1) Quand je dis la physiologie, j'entends une fois pour toutes la physiologie d'observation, la physiologie pathologique (toujours en garde contre les trop faciles inductions par analogie) et non la physiologie systématique, qui suppose souvent et qui explique toujours.

corps humain par leurs noms, leurs formes, leur place et leurs rapports de situation, même par leurs principes s'il se peut; s'il n'anime point par la pensée tous les rouages de cette étonnante machine; si, outre la lecture des bons livres sur cet important sujet, il n'étudie pas sans cesse, sur l'homme vivant, tous les phénomènes sensibles de l'action des parties, s'il ne compare pas constamment ces phénomènes sensibles et propres de la vie et de la santé de chaque organe, avec les dérangements que chacun d'eux présente dans sa lésion, jamais, j'en réponds, il n'arrivera à reconnaître, d'une manière sûre, les dérangements organiques menaçants ou confirmés » (1).

Mais, tout en appelant de ses vœux une bonne physiologie, et en cherchant même à appliquer au diagnostic les notions physiologiques qu'il possède, il craint d'aller trop loin, et se hâte de reconnaître que « ces notions sont encore trop hypothétiques et exposeraient à des erreurs grossières celui qui leur astreindrait les phénomènes morbifiques.

« Combien de fois, ajoute-t-il, l'observation clinique ne viendrait-elle pas détruire ces spéculations théoriques, comme elle en renversera tôt ou tard tant d'autres dont les bases paraissent aussi peu solides que celles trop souvent établies par l'esprit d'innovation » (2).

On voit avec quelle réserve il parle de cet esprit d'innovation qu'il possédait cependant à un si haut degré.

(1) Corvisart. Essai sur les maladies du cœur; discours préliminaire, 1811, Paris, édition de 1839, p. 4.
(2) Corvisart. Loc. cit., p. 93.

Il avait bien senti, en effet, le besoin de moyens nouveaux et précis d'observation clinique, et c'est là ce qui le conduisit à reprendre le travail d'Avenbrugger sur la percussion de la poitrine, publié cinquante ans auparavant, mais encore ignoré à cette époque. Les savants et judicieux commentaires qu'il y ajoute, et les applications qu'il en fait à l'étude clinique, font entrer la science dans une voie nouvelle, féconde en résultats pratiques.

Bien que l'emploi de la percussion ne lui ait pas donné, dans l'étude des maladies du cœur, tout ce qu'il en avait peut-être espéré, on ne saurait méconnaître sur ce point l'œuvre de Corvisart, et les progrès qu'il a fait faire au diagnostic en particulier. Il étudie avec plus de soin qu'on n'en avait mis jusque-là, les phénomènes sensibles de la circulation, spécialement les mouvements que la main perçoit à la région précordiale.

« De ce nombre, dit-il, à propos des signes qui caractérisent le rétrécissement des orifices, est un bruissement particulier, difficile à décrire, sensible à la main appliquée sur la région précordiale, bruissement qui provient sans doute de la difficulté qu'éprouve le sang à passer par un orifice qui n'est plus proportionné à la quantité de fluide à laquelle il doit donner passage » (1).

Le pouls lui fournit aussi certaines indications sur le rétrécissement auriculo-ventriculaire gauche.

« Le pouls, dit-il, est moins régulier que dans le cas de rétrécissement des orifices droits, mais moins irrégulier que lorsque l'orifice aortique est altéré; il ne

(1) Corvisart. Loc. cit., p. 94.

présente, d'ailleurs, ni force, ni dureté parce que la quantité de sang que le ventricule pousse dans l'aorte est proportionnée à celle qu'il reçoit de l'oreillette qui ne se dégorge qu'incomplètement » (1).

Ces signes, qu'il donne comme caractéristiques du rétrécissement des orifices en général, sont de ceux que nous savons aujourd'hui être dus à l'insuffisance de l'orifice mitral. Corvisart était donc bien près de la vérité, puisqu'on sait que le rétrécissement de cet orifice n'existe guère sans qu'il y ait en même temps insuffisance, et la coexistence des deux lésions, en confondant les signes de l'une et de l'autre, n'a certainement pas peu contribué à entretenir l'erreur, qui consistait à ne reconnaître que le rétrécissement. On peut donc dire que si l'insuffisance mitrale était encore inconnue en tant que lésion distincte, elle existait déjà par la connaissance de quelques-uns de ses symptômes. Corvisart semble aussi avoir soupçonné l'auscultation, et lorsqu'il parle des bruissements que la main perçoit à la région précordiale, on croirait presque qu'il s'agit d'un bruit et non d'une sensation tactile. D'ailleurs il n'est pas douteux qu'on ne connût alors les bruits du cœur, et que même on n'en eût déjà observé des altérations.

Le passage suivant, du livre de Corvisart, prouve que, de son temps, on les connaissait, sans toutefois y attacher d'importance. « Quelques auteurs assurent, dit-il, avoir pu entendre dans ces maladies, le bruit produit par des mouvements violents de ce viscère, même à une certaine distance du lit du malade. Je n'ai

(1) Corvisart. Ibid., p. 94.

guère eu, je le répète, l'occasion de vérifier ces observations, bien rares sans doute. J'ai seulement entendu ces battements en approchant l'oreille de la poitrine du malade » (1).

Il est certain que les bruits du cœur étaient connus bien avant Laënnec (1819), mais personne, jusque-là, n'en avait soupçonné l'importance au point de vue physiologique et clinique. C'est donc lui qui, en apportant à la science du diagnostic dans les maladies du cœur avec l'auscultation, le moyen le plus sûr et le plus pratique qu'on eût encore employé, a vraiment créé cette science du diagnostic.

Sur ce point, il est vrai, son œuvre est moins complète que celle qui résulte de ses beaux travaux sur les affections pulmonaires, et se ressent de l'incertitude des données physiologiques sur lesquelles il se base. Mais il aura eu l'éternel honneur d'inaugurer le mouvement, grâce auquel la connaissance des affections du cœur est parvenue au point où elle est de nos jours.

C'est dans un mémoire présenté à l'Académie des sciences, le 29 juin 1818, que Laennec publia ses premières recherches. Ce travail avait pour titre : *Mémoire sur l'auscultation à l'aide de divers instruments d'acoustique employés comme moyens d'exploration dans les maladies des viscères thoraciques et particulièrement dans la phthisie pulmonaire.*

Il est dit, dans ce mémoire, que le peu d'avantages qu'on retire, dans beaucoup de cas, de la percussion de la poitrine, suivant la méthode d'Avenbrugger, et la

(1) Corvisart. Loc. cit., p. 146.

considération de la facilité avec laquelle le son se transmet à travers les corps solides, ont suggéré à l'auteur l'idée d'étudier, à l'aide d'intermédiaires semblables, les différents bruits que les mouvements des organes respiratoires et circulatoires peuvent produire dans l'intérieur de la poitrine, et de rechercher, si les bruits dont il s'agit, donneraient des signes plus certains que ceux que nous connaissons, relativement aux maladies des organes contenus dans cette cavité. Il croit pouvoir résoudre cette question par l'affirmative. Il annonce aussi que les battements du cœur s'entendent de la manière la plus distincte, et il affirme qu'il est possible d'obtenir, par cette auscultation, des signes certains de plusieurs maladies du cœur.

L'année suivante (1819), parut le Traité de *l'auscultation médiate*. Cet ouvrage, étonnant par la nouveauté et l'abondance des découvertes qu'il contient, n'est pas seulement, comme le dit l'auteur, l'exposition d'une méthode nouvelle ; c'est aussi l'application savante et habile de cette méthode d'exploration et des résultats qu'elle fournit, à la connaissance des maladies.

Il est à remarquer que ce n'est point le hasard, mais surtout le besoin de nouveaux moyens d'étude et des vues scientifiques d'une grande justesse, qui le conduisent à la découverte de l'auscultation : « Les symptômes des maladies du cœur, dit-il, sont communs à beaucoup d'autres affections organiques ou nerveuses. L'application de la main donne bien quelques indices, par l'étendue, la force et le rhythme régulier ou anormal des battements du cœur, mais ces battements sont rarement bien distincts.

« Quelques médecins ont essayé, dans ces cas d'appliquer l'oreille sur la région précordiale. Les battements du cœur, appréciés à la fois par l'ouïe et par le tact, deviennent plus sensibles; cette méthode est cependant loin de donner les résultats qu'elle semblait promettre. Je ne l'ai trouvée indiquée nulle part; tous médecins à qui je l'ai vu appliquer l'avaient apprise par tradition. L'idée première en a peut-être été puisée dans un passage d'Hippocrate, que j'aurai occasion d'examiner ailleurs; elle est si simple, au reste, qu'elle doit être fort ancienne. Je me servais de cette méthode toutes les fois qu'elle était praticable. Ce fut elle qui me mit sur la voie pour en trouver une meilleure» (1).

Quelques lignes plus loin, il raconte comment il appliqua, pour la première fois, l'auscultation à l'étude d'une maladie de cœur.

« Je fus consulté, en 1816, dit-il, pour une jeune personne qui présentait des symptômes généraux de maladie du cœur, et chez laquelle l'application de la main et la percussion donnaient peu de résultats à raison de l'embonpoint. L'âge et le sexe de la malade m'interdisant l'espèce d'examen dont je viens de parler, je vins à me rappeler un phénomène d'acoustique fort connu : si l'on applique l'oreille à l'extrémité d'une poutre, on entend très-distinctement un coup d'épingle donné à l'autre bout. J'imaginai qu'on pouvait peut-être tirer parti, dans le cas dont il s'agit, de cette propriété des corps.

Je pris un cahier de papier, j'en formai un rouleau fortement serré, dont j'appliquai une extrémité sur la région précordiale, et posant l'oreille à l'autre bout, je

(1) Laennec. Traité de l'auscultation médiate. Paris, 1819, p. 7.

fus aussi surpris que charmé d'entendre les battements du cœur d'une manière beaucoup plus nette que je ne l'avais jamais fait par l'application immédiate de l'oreille » (1).

Dès lors, l'auscultation était fondée, et, bien que Laënnec eût cru à tort que l'interposition d'un corps conducteur entre l'oreille et la poitrine était nécessaire, et qu'il attribue à cet artifice le principal mérite de sa découverte, il n'en est pas moins vrai que ce fut là ce qui attira son attention sur ce point, et qui marque le début de ses recherches.

Si, comme je l'ai dit, la partie de son ouvrage où il s'occupe des maladies du cœur est loin d'être aussi étendue et surtout aussi complète que celle qui a trait aux maladies de poitrine, elle ne laisse pas cependant d'apporter au diagnostic un grand nombre de faits intéressants.

Il commence par étudier les battements du cœur au point de vue de leur étendue, du choc et des bruits. L'étendue des battements n'est autre chose pour lui que l'étendue des points où on les entend distinctement. Il y attache une assez grande importance ; mais ses considérations sur ce sujet ne nous renseignent pas beaucoup sur la nature des maladies. On peut en dire autant du choc qu'il analyse d'après les sensations qu'il donne à l'oreille armée du stéthoscope.

Au sujet des bruits, il dit que la sensation du choc, perçue par la main, s'accompagne de quelque chose qui fait présumer, plutôt qu'entendre, un bruit dans l'intérieur de la poitrine. « Dans l'état naturel, dit-il, ce

(1) Laënnec. Loc. cit., p. 8.

bruit est double, et chaque battement du pouls correspond à deux sons successifs : l'un, clair, brusque, analogue au claquement de la soupape d'un soufflet, correspondant à la systole des oreillettes; l'autre, plus sourd, plus prolongé, coïncide avec le battement du pouls ainsi qu'avec la sensation de choc décrite dans l'article précédent et qui indique la contraction des ventricules » (1).

Il pense que le bruissement ou bruit de souffle peut être de causes diverses, et en premier lieu qu'il est dû à l'afflux trop abondant du sang dans le cœur trop rempli ; il peut être aussi la conséquence d'un obstacle aux orifices auriculo-ventriculaires. Dans le premier cas, il est sourd, et s'il devient plus fort, il est comparable à un bruit de lime sur le bois. Il n'est pas sensible à la main; il disparaît par suite de saignées répétées.

« S'il est dû au rétrécissement de quelqu'un des orifices du cœur, il est beaucoup plus fort. Le lieu et le temps où on le perçoit indiquent l'orifice affecté. Lorsqu'il est à gauche, on sent un frémissement qui rappelle la sensation que donne le murmure de satisfaction du chat à la main posée sur lui. (1) »

Quant au rhythme du cœur, il dit que le pouls est isochrone au choc du cœur et par conséquent à la contraction des ventricules. Il n'a pas saisi la durée du petit silence, et il dit : « immédiatement après vient un bruit plus éclatant, analogue à celui d'une soupape qui se ferme, qui annonce la contraction des oreillettes. Aucun mouvement n'accompagne ce bruit. Il n'y a pas de repos du cœur entre les deux bruits » (2).

(1) Laënnec. Loc. cit., p. 215.
(2) Laënnec. Loc. cit., p. 217.

Il dit, cependant, que la durée du premier bruit est plus courte que la contraction des ventricules. Enfin, le repos du cœur a lieu immédiatement après la contraction des oreillettes.

Ainsi, Laënnec, guidé par l'auscultation, avait entrevu la vraie théorie des mouvements du cœur. Il est regrettable qu'il n'ait pas suffisamment développé les faits qu'il avance; on sent, d'ailleurs, qu'il n'est point assez assuré de leur exactitude pour en tirer la signification véritable. Il a observé, avec la sagacité qui le distingue, les bruits normaux et anormaux, mais les erreurs qu'il commet dans l'explication des actes physiologiques et la fausse interprétation des bruits sur laquelle il se base, le conduisent à des erreurs semblables dans ses déductions pathologiques. Du reste, pas plus que ses devanciers, il ne se préoccupe du jeu des valvules et des troubles fonctionnels qui doivent résulter de leur destruction plus ou moins complète.

Ces erreurs que Laënnec avait commises, nous les retrouvons dans les auteurs qui lui succèdent, tant qu'ils se basent sur de fausses théories de la succession des mouvements du cœur et de leur mécanisme.

Ainsi, MM. M. Laënnec (1821) et Collin (1823), ses élèves, continuent à attribuer le premier bruit, bruit sourd, à la contraction ventriculaire, et le second, bruit clair, éclatant, à la systole des oreillettes. Pour eux, le souffle des orifices auriculo-ventriculaires, unique, d'ailleurs, est synchrone avec la contraction des oreillettes et dû à l'afflux du sang à travers l'orifice rétréci.

Il est à remarquer que Collin explique pour la première fois les bruits de souffle par les vibrations du liquide causées par l'étroitesse du passage. Il a constaté que ces bruits peuvent être produits à volonté chez certains sujets dans les vaisseaux, lorsqu'on les déprime en un point.

Sans sortir de la voie tracée par Laënnec, M. Bertin, dans son traité des maladies du cœur (1824), continue à n'admettre d'autre obstacle sérieux au cours du sang, à l'orifice mitral, que le rétrécissement. Cependant, à propos de cette lésion, il précise davantage le diagnostic en indiquant le moment de la révolution cardiaque où le souffle s'est fait entendre, dans deux de ses observations où l'examen cadavérique a démontré l'existence d'un rétrécissement mitral très-prononcé ; le bruit de souffle correspondait dans un cas à la contraction des oreillettes, et dans l'autre, précédait la contraction des ventricules. Or, pour lui, comme pour Laënnec, c'est la systole des oreillettes qui produit le second bruit. Il n'est donc pas douteux qu'il considère le souffle du rétrécissement mitral comme coïncidant avec le repos du ventricule. Il ajoute encore, que dans les deux cas dont nous venons de parler, la contraction des oreillettes se prolonge plus longtemps qu'à l'état normal.

Mais ces explications sont probablement fondées, plutôt sur la théorie, que sur la pratique de l'auscultation. Car il arrive bien souvent qu'il ne peut même pas constater le souffle. Toutefois, la théorie est bonne, et, comme d'autre part il affirme que les signes physiques d'auscultation sont les seuls qui caractérisent, qui spécifient le rétrécissement des orifices du cœur, on ne peut lui refuser l'honneur d'avoir contribué, d'une façon très-remarquable, au progrès du diagnostic de l'affection mitrale.

On s'étonne qu'il continue à méconnaître l'insuffisance des valvules, lorsqu'on lit dans ses considérations physiologiques ce qu'il dit du rôle de ces membranes, rôle déjà signalé d'ailleurs par Harvey : « La disposition anatomique de ces valvules, dit-il, suffirait à elle seule pour montrer dans quel sens le sang doit se mouvoir à travers les deux cœurs » (1).

Ailleurs, en parlant de la dilatation passive du cœur, il fait remarquer que les orifices participent souvent à la dilatation des cavités : « Ils sont quelquefois, dit-il, tellement dilatés, que leurs valvules ne peuvent plus les fermer avec exactitude » (2). Malgré cela, il n'a pas cherché à se rendre compte des troubles qu'une semblable lésion doit apporter à la fonction circulatoire.

C'est seulement en 1832, par les belles recherches de Rouanet, sur la production des bruits du cœur, que le rôle des valvules dans cette production, et leur fonction si importante pour la progression du sang, furent expérimentalement établis de la manière la plus nette.

Dès lors, l'existence de la lésion d'insuffisance et le trouble qu'elle doit apporter dans les phénomènes sensibles de la circulation, ne peuvent plus être mis en doute. En même temps, la nouvelle théorie qu'il formulait des bruits et de leurs rapports avec les mouvements donnait à la clinique tous les éléments nécessaires pour le diagnostic de cette affection. La théorie de Rouanet a été souvent et vivement combattue, jusqu'au jour où elle a subi victorieusement le contrôle indiscutable des appareils enregistreurs. C'est cepen-

(1) Bertin. Traité des maladies du cœur. Paris, 1824, Introduction p. 39.

(2) Bertin. Loc. cit., p. 377.

dant sur elle, quelquefois avec des modifications sans importance, introduites pour les besoins de leurs idées, que se sont appuyés, depuis cette époque, tous les auteurs qui ont sérieusement contribué à faire avancer la science sur le point qui nous occupe.

Dès l'année suivante, Filhos (1833), reprenant au lit du malade les recherches plus expérimentales de Rouanet, se montre plus affirmatif encore. Il ne doute pas que le souffle du premier temps, celui que la théorie de Rouanet fait coïncider avec la systole ventriculaire, qui, le plus souvent, se montre si intense, si dominant, en quelque sorte, ne soit le résultat d'un reflux du sang dans l'oreillette, par suite de l'altération de la valvule auriculo-ventriculaire.

A partir de ce moment, l'existence de l'insuffisance mitrale n'a pas été contestée, mais on a cherché bien souvent à diminuer ou même à nier l'importance du rôle qu'elle joue dans la pathologie du cœur. Quant aux signes que lui attribue la théorie de Rouanet, ils ont été acceptés ou repoussés selon que cette théorie elle-même était acceptée ou rejetée.

M. Bouillaud, dans son Traité clinique des maladies du cœur (1835), a fait faire un immense progrès à l'étiologie des lésions de la valvule mitrale. Le premier, il montre l'inflammation de la membrane interne du cœur amenant l'épaississement, l'induration et le raccourcissement de cette valvule, et les tendons des muscles papillaires participant à ce même travail de raccourcissement. Il ne pouvait donc méconnaître l'insuffisance mitrale. Il admet, avec Filhos, le reflux du sang à travers la valvule déformée et le souffle qui en résulte. Il dit même que ce bruit anormal peut être double, s'il y a en même temps rétrécissement. Mais il pense qu'alors le bruit est dû surtout à l'afflux du sang dans le ventricule. Or, nous savons que dans ce cas, c'est le souffle de reflux qui domine; c'est donc celui-ci qu'il prend pour le bruit du rétrécissement et réciproquement. Il y a là une confusion qui s'explique d'ailleurs par la difficulté de bien observer un bruit qui occupe la systole, lorsqu'on le considère théoriquement comme devant occuper la diastole.

Aussi, est-il conduit à refuser à ce signe une grande partie de sa valeur pour le diagnostic : « Quant à l'isochronisme du bruit de soufflet, de râpe ou de scie, dit-il, avec la systole ventriculaire, il ne signifie absolument rien. En effet, le bruit de soufflet existe souvent pendant le double mouvement du cœur, dont il remplace alors le double claquement » (1).

Plus loin, cependant, à propos de la dilatation des orifices, il dit : « Quant à la dilatation des orifices, si elle est portée assez loin pour que les valvules ne puissent pas les fermer, il en résulte un reflux du sang qui nuit au jeu régulier de la circulation. Ce reflux est, comme nous l'avons dit, une des causes du bruit de soufflet, du frémissement cataire (2). Ailleurs, en parlant des symptômes de l'induration de la membrane interne du cœur, sans rétrécissement des orifices, il reconnaît encore que les valvules sont insuffisantes et cette fois il note le moment où le souffle se produit : « Dans ce cas, dit-il, il naît de ce reflux un bruit de soufflet quelquefois très-fort, isochrone à la systole ventriculaire; si,

(1) Bouillaud. Traité clinique des maladies du cœur, 1835, t. II, p. 222.
(2) Bouillaud. Id., p. 532.

comme cela est le plus ordinaire, la lésion occupe les valvules auriculo-ventriculaires » (1).

Un peu plus loin, il insiste encore sur le reflux physiquement nécessaire d'une partie du sang dans l'oreillette, lorsqu'il y a adhérence des valvules aux parois du cœur. Et il ajoute qu'il n'est pas possible de distinguer l'adhérence partielle des valvules sans rétrécissement, de l'induration de ces mêmes valvules avec rétrécissement. Mais il ne parle pas des bruits différents qui caractérisent ces deux sortes de lésions, ni des temps où ils se produisent.

Les contradictions qui se trouvent dans les lignes que je viens de citer ne s'expliquent que par la confusion qui existe encore dans les idées de l'auteur sur les deux bruits si différents du rétrécissement et de l'insuffisance. M. Bouillaud paraît croire, en effet, avec la plupart de ses devanciers que l'afflux du sang doit toujours produire le souffle le plus important. Nous savons, au contraire, que lorsqu'il y a rétrécissement et insuffisance, c'est toujours le souffle systolique qui domine. Comment n'en serait-il pas ainsi, puisque la puissance qui le produit, qui n'est autre que la contraction du ventricule, est de beaucoup supérieure à la pression veineuse qui produit le souffle diastolique.

Quoi qu'il en soit, M. Bouillaud a pu, dans plusieurs cas, au lit du malade, établir un diagnostic de l'insuffisance mitrale ; comme on le voit dans deux de ses observations où il insiste sur l'*insuffisance* de la valvule bicuspide par suite de l'adhérence de la valve postérieure (2). Son diagnostic, d'ailleurs, était fondé sur

(1) Bouillaud. Ib., p. 22.
(2) Bouillaud. Loc. cit., pp. 58 et 62 (obs. 51 et 52).

l'isochronisme du souffle avec la contraction ventriculaire.

Le véritable souffle de rétrécissement mitral n'avait pas encore été reconnu et on prenait à chaque instant pour un bruit de rétrécissement ce qui n'était autre chose, en réalité, qu'un souffle d'insuffisance. Aussi, on peut considérer comme un des plus grands progrès réalisés depuis lors sur ce point, la constatation et l'étude du véritable bruit de rétrécissement si bien décrit, en 1843, par M. Fauvel.

Une autre cause d'erreur très-importante, dans l'analyse des bruits, c'était l'absence de points de repère basés sur la divison en temps des différentes phases de la révolution cardiaque. Cette expression de temps, employée déjà par Laënnec dans le sens qui lui a été conservé, n'avait pas été utilisée jusqu'au moment où M. Andral publia dans l'édition de Laënnec de 1836, une note où il parle d'une classification des bruits de souffle faite par M. Roger, interne distingué de la Charité. M. Roger, dit-il, a divisé les bruits suivant qu'on les entend au premier ou au second temps ; et aussi suivant le lieu où se trouve leur maximum. Il dit bien nettement que le souffle qui a son siége à la base au premier temps, est le signe du rétrécissement aortique ; à la base au deuxième temps de l'insuffisance aortique ; à la pointe au premier temps, insuffisance mitrale, à la pointe au deuxième temps, rétrécissement mitral. Cette classification est encore bien théorique, mais elle ne fait pas moins le plus grand honneur à son auteur qui préludait ainsi à ses belles recherches sur l'auscultation.

Un peu plus tard, M. Gendrin (1841), examinant

l'ensemble des bruits anormaux, étudie un de leurs caractères dont on s'était encore peu occupé, et qui a cependant une certaine valeur : je veux parler du timbre des bruits de souffle, difficile à décrire et à préciser, mais néanmoins très-précieux au lit du malade. Cet auteur s'occupe également de la transmission des bruits dans les vaisseaux. Il est regrettable que le chapitre spécial qu'il devait consacrer à l'insuffisance mitrale n'ait pas été publié. Au reste, comme il croit devoir rejeter la théorie de Rouanet, il ne peut donner sur ce sujet que des indications peu précises ou même erronées.

Nous avons vu que c'est M. Fauvel qui, dans un mémoire sur le rétrécissement auriculo-ventriculaire gauche, a le premier séparé nettement le souffle diastolique, caractéristique de cette lésion, du souffle systolique de l'insuffisance. Il commence par bien fixer son point de repère, qui est le choc du cœur, dont il établit la concordance avec le premier bruit.

Pour lui, le rétrécissement auriculo-ventriculaire donne lieu à un souffle au second temps, qui se renforce un peu avant la systole du ventricule (premier temps), bruit présystolique. Il note le timbre des deux bruits et leurs rapports avec les mouvements. Enfin il précise le siége du souffle de l'insuffisance et le moment où il se produit lorsqu'il y a en même temps rétrécissement.

On n'a presqûe rien ajouté depuis lors au diagnostic de l'insuffisance mitrale, au moins quant à l'auscultation. Le seul signe nouveau qui se soit produit dans ces dernières années consiste dans l'étude graphique de la forme du pouls, dont M. Marey a indiqué les caractères spéciaux dans cette affection (1). Cet auteur insiste beaucoup sur la constance de l'irrégularité des pulsations : « Il semble, dit-il, que plus l'insuffisance est pure, c'est-à-dire dégagée de rétrécissement, plus l'irrégularité est grande. « J'aurai à revenir plus loin sur ces indications cliniques.

Tous les auteurs que je viens de citer ont étudié, les uns après les autres, les symptômes généraux qui accompagnent l'insuffisance mitrale. Mais, outre que la plupart de ces symptômes sont communs à toutes les affections du cœur, ils se sont trouvés si souvent contradictoires, qu'ils n'ont pour le diagnostic qu'une valeur très relative : aujourd'hui encore on est loin d'être d'accord sur leur signification et sur la prédominance des uns ou des autres dans telle ou telle maladie ; aussi n'ai-je pas cru devoir m'y arrêter dans la suite de ce travail, où j'ai surtout en vue les signes positifs du diagnostic, qui sont, sans contredit, les signes physiques.

Parmi ces signes physiques, il en est un qui, quoique peu utilisé jusqu'ici, a cependant beaucoup attiré l'attention des observateurs. Je veux parler de la sensation de choc que la main perçoit à la région précordiale. Ce choc ou mieux cette pulsation du cœur est si évident chez certains sujets, qu'il a dû être connu de tout temps. Harvey, le premier, affirma sa concordance avec un mouvement du cœur. Le passage suivant de son livre : *De motu cordis et sanguinis*, dit bien clairement que le cœur, au moment où il se contracte, imprime à la poitrine un choc sensible à l'extérieur « Quod erigitur cor, et in mucronem se sursum elevat, sic ut illo tem-

(1) Marey. Physiologie médicale de la circulation du sang, p. 524.

pore ferire pectus et foris sentiri pulsatio possit. » (1) Et plus loin: « Simul itaque, hæc et eodem tempore contingunt, tensio cordis, mucronis, pulsus, qui forinsecus sentitur, ex allisione ejus ad pectus, parietum incrassatio et contenti sanguinis protrusio cum impetu a constrictione ventriculorum (2). » Haller s'exprime sur ce sujet à peu près de la même façon: « La pointe du cœur, dit-il, en se rapprochant ainsi de la base, décrit un arc de cercle et à la fin de son mouvement, elle frappe la cinquième ou la sixième côte par un choc désigné sous le nom de pouls du cœur. C'est donc au moment de la systole que le cœur frappe le thorax » (3).

Ce phénomène a donc été de bonne heure étudié par les physiologistes. Il fut aussi l'un des premiers dont on essaya de se servir pour le diagnostic, dès que l'attention eut été appelée sur les maladies du cœur.

Sénac en parle déjà fort longuement, et tous les auteurs qui lui succèdent s'en sont occupés. Mais à part les palpitations et le frémissement, cataire décrit par Corvisart les indications qu'ils en ont tirées n'offrent pas un sérieux intérêt. Il n'en est pas moins remarquable de voir quelle importance on attribuait alors à l'analyse de ce mouvement pour l'étude du cœur malade. Bertin prétend qu'on peut constater par la vue les mouvements alternatifs des oreillettes et des ventricules et ajoute qu'on peut surtout les étudier par le toucher: « Il est évident, dit-il, que ce n'est pas seulement par la vue, mais surtout par l'intermède du toucher qu'on peut se

(1) Guillelmi Harveii. De motu cordis et sanguinis. Lugduni Batavorum, 1639, p. 25.
(2) G. Harvey. Loc. cit., p. 26.
(3) Haller, Disput. anatom., t. II, p. 973. Gœttingæ, 1747.

faire une idée de l'impulsion du cœur. Si donc nous plaçons ce phénomène parmi ceux que l'on peu reconnaître par la pratique de l'auscultation, c'est que, dans ce mode d'exploration, l'oreille en contact immédiat ou médiat avec les parois thoraciques, devient une espèce de sens du toucher ou du moins en remplit les fonctions. Au reste la main, seule ou armée d'un instrument propre à transmettre le mouvement, suffit pour étudier les caractères du choc déterminé par les contractions du cœur. On apprécie l'intensité de ce choc par la force avec laquelle la main ou toute autre partie appliquée sur la région du cœur est soulevée, percutée et comme repoussée » (1). L'auteur entre alors dans d'assez grands développements sur l'étendue du battement du cœur, qu'il considère comme très-importante à connaître.

M. Bouillaud, dans la première édition de son Traité clinique des maladies du cœur, parle aussi du choc du cœur auquel il donne le nom de pouls cardiaque et semble regretter l'absence d'un instrument, sorte de *dynamomètre*, dit-il, pouvant servir à apprécier rigoureusement et mesurer cette impulsion : « C'est par l'application de la main, dit-il, que nous jugeons principalement de la force ou de la faiblesse, de la régularité ou de l'irrégularité du choc du cœur. Nous tâtons ainsi le pouls cardiaque. » (2) Et plus loin : « Ce n'est que par le choc ou l'impulsion du cœur, que le clinicien physiologiste peut évaluer la force de contraction des différentes cavités et des ventricules en particulier. Pour évaluer ce choc, cette pulsation, cette sorte de pouls du

(1) Bertin. Traité des maladies du cœur, Introduction, p. 34. Paris, 1824.

(2) Bouillaud. Traité clinique des maladies du cœur, t. I, 1835

cœur, on se sert de la vue ou de l'inspection de la région précordiale, et de la main appliquée immédiatement ou médiatement en ce point. » (1)

Mais à propos de chaque lésion en particulier il ne donne guère d'indications précises tirées de ce mode d'exploration. « L'inspection des battements du cœur, dit-il, en parlant des symptômes et du diagnostic de l'induration des valvules avec rétrécissements des orifices, ne nous fournit aucun signe direct et certain de la lésion qui nous occupe...

« L'application de la main sur la région précordiale en même temps qu'elle nous fait apprécier les modifications survenues dans la force, l'étendue et le rhythme des battements du cœur, fait éprouver la sensation du *frémissement vibratoire ou cataire* (*bruissement particulier, espèce d'ondulation, frémissement sourd* de Corvisart). L'existence du frémissement cataire ou vibratoire et les irrégularités, les intermittences, les inégalités des battements du cœur sont des signes d'une grande valeur pour le diagnostic du rétrécissement des orifices du cœur. » (2)

M. Gendrin s'est aussi beaucoup occupé du choc du cœur, et c'est de l'étude de ce mouvement qu'il fait le point de départ de toutes ses investigations dans les maladies du cœur. Il en apprécie au toucher la force et la durée et fait de ces données d'importantes applications cliniques. Aujourd'hui, il n'est personne parmi les cliniciens éclairés, qui n'apprécie la valeur de ce signe particulier et de ses modifications pour le diagnostic des affections cardiaques. M. Raynaud, dans

(1) Bouillaud. Ibid.
(2) Bouillaud. Ibid., t. II, 1835, p. 214.

son article si remarquable sur les maladies du cœur, insiste sur l'importance des renseignements que peut donner l'observation de la région précordiale.

On comprend aisément l'importance que les médecins ont attachée de tout temps à ce moyen de diagnostic, si l'on songe qu'il est l'un des plus directs et celui qui semble se prêter le mieux à l'observation immédiate. D'un autre côté, le petit nombre de ces moyens et les circonstances multiples qui peuvent nous priver des uns ou des autres, ou même de tous à la fois doit nous inspirer plus le vif désir de les voir s'accroître en nombre et en précision.

Il n'est donc pas hors de propos de chercher si cette étude du mouvement du cœur ne pourrait acquérir la précision qui lui manque aujourd'hui. Si nous essayons de réunir méthodiquement toutes les données recueillies sur ce sujet, nous voyons qu'il ne fournit au diagnostic que des renseignements très-vagues et sans grand intérêt pratique. Cela tient évidemment à la difficulté de déterminer, à l'aide de la vue et du toucher, les caractères spéciaux de mouvements aussi fréquents et aussi rapides que ceux du cœur. Aussi est-il certain que tant qu'on se serait contenté de les observer de cette façon, il n'eût pas été possible de réaliser de véritables progrès.

Mais depuis l'introduction dans l'étude des mouvements dans les fonctions de la vie, de procédés rigoureux permettant de transformer directement ou indirectement ces phénomènes en des courbes définies toujours les mêmes pour un même mouvement dont elles reproduisent tous les détails, il ne saurait en être ainsi.

Nous avons vu que cela a été fait déjà pour le pouls, dont l'analyse graphique est passée maintenant dans le domaine de l'observation clinique.

Le mouvement du cœur perceptible au dehors se prête également à cette étude et M. Marey a pu dans ces dernières années, déterminer ainsi les caractères particuliers de la pulsation cardiaque à l'état normal et dans l'insuffisance aortique. J'essaierai à mon tour de faire cette détermination dans le cas d'insuffisance mitrale, et j'y consacrerai à la fin de ce travail un chapitre spécial.

DEUXIÈME PARTIE

Des moyens actuels de diagnostic dans l'insuffisance mitrale.

Causes et mécanisme de cette lésion. — Les principaux moyens qui servent actuellement au diagnostic de l'insuffisance mitrale reposent entièrement sur la connaissance du mécanisme de la lésion. Je crois donc utile d'exposer rapidement quel est ce mécanisme, et comment il se produit. On donne le nom d'insuffisance, en général, au défaut d'occlusion d'une valvule pendant la période où elle doit remplir son rôle de soupape suffisante pour arrêter le sang dans le sens rétrograde. Ce n'est que grâce à l'extrême souplesse et à l'élasticité de leur tissu, que les délicates membranes qui forment les valvules du cœur remplissent leurs fonctions. Car ce n'est pas seulement en s'accolant bord à bord qu'elles ferment les orifices, mais surtout, ainsi que Parchappe l'avait indiqué et que la plupart des auteurs l'ont admis depuis, en s'adossant dans une grande partie de leur étendue. C'est aussi la conclusion que M. Sée tire de ses recherches anatomiques, dans le travail récent qu'il a publié sur ce sujet (1). Rien de plus simple que ce mécanisme qui n'exige que des voiles membraneux soute-

(1) M. Sée. Recherches sur l'anatomie et la physiologie du cœur. Paris, G. Masson, 1875.

nus seulement par les cordages tendineux des muscles papillaires, et que la tension du sang suffit à mettre en jeu. Et cependant, peut-être à cause de cette simplicité même, il ne conserve son fonctionnement normal qu'à la condition de l'intégrité parfaite de toutes ses parties.

Que les surfaces de contact des deux valves de la mitrale viennent à perdre de leur poli; qu'il s'y produise quelques inégalités, quelques rugosités, et immédiatement la valvule laissera échapper une certaine quantité de liquide (1). C'est ainsi que débutent presque toujours les insuffisances de cette valvule.

A un degré plus avancé, les membranes se sont épaissies, elles ont perdu en grande partie leur élasticité : par suite elles n'arrivent plus à se mettre en contact pendant la systole ventriculaire. Plus tard, les bords se sont indurés et raccourcis, les tendons des muscles papillaires ont pris part à ce travail d'induration et sont devenus beaucoup trop courts pour permettre aux valves de se rapprocher, alors le sang passe largement du ventricule dans l'oreillette. Enfin on cite des cas où l'une des valves de la mitrale a été trouvée soudée aux parois du ventricule. C'est alors que l'insuffisance est le plus complète.

Elle peut encore être due à une perforation des membranes, ou bien à la dilatation de la cavité ventriculaire et de l'orifice lui-même. Cette dilatation équivaut à un raccourcissement de la valvule, puisque celle-ci et les

(1) On s'étonnera peut-être que des rugosités de la surface de contact des membranes suffisent à produire un certain degré d'insuffisance. Ce fait est facile à constater sur les appareils à circulation artificielle munis de valvules analogues à celles du cœur, qui, bien que moins délicates, ferment cependant les orifices d'une façon très-suffisante. Sur ces valvules les moindres accidents, arrivés à la surface ou l'interposition d'un corps étranger, produisent l'insuffisance.

tendons qui la soutiennent n'ont pas subi une modification correspondante. C'est surtout dans le cœur droit qu'on rencontre ce genre d'insuffisance par dilatation du ventricule ; mais on l'a vu aussi à la valvule mitrale. M. Raynaud rapporte un cas de ce genre.

Il est un autre mode d'insuffisance mitrale qui est peut-être le plus fréquent, c'est celui qui se complique de rétrécissement à divers degrés, et qui a le premier frappé les anatomistes. Il reconnaît toujours pour cause comme les précédents, un travail inflammatoire ayant altéré la surface des membranes et déterminé leur adhérence dans une étendue plus ou moins grande. Alors l'orifice mitral prend la forme d'un anneau ovalaire à bords arrondis, quelquefois d'une dureté cartilagineuse, et qui doit nécessairement rester constamment béant, permettant le passage du sang dans un sens comme dans l'autre. Il y a donc toujours insuffisance, et suivant le degré de raccourcissement et de soudure des bords libres, un rétrécissement plus ou moins prononcé.

J'ai insisté à dessein sur la coexistence fréquente de ces deux lésions. Dans le cas du rétrécissement en anneau que je viens de décrire, cela n'est pas douteux. Mais même alors que le rétrécissement est moins accentué, le seul fait de l'épaississement de la valvule et de la soudure de ses bords qui la déforment et limitent son mouvement entraîne son inocclusion. Je suis donc convaincu que si l'insuffisance peut fort bien exister sans qu'il y ait rétrécissement, tout au contraire le rétrécissement qui permet l'occlusion parfaite de la valvule est fort rare. On sait du reste combien il est peu fréquent de constater cliniquement cette lésion isolée.

Pour bien comprendre ce qu'on observe dans quelques

cas de double lésion où les symptômes présentent un faible degré de gravité, il faut se rendre compte de ce que devient l'insuffisance à mesure que le rétrécissement augmente. Ce dernier doit nécessairement compenser, dans une certaine mesure, la première qui diminue d'autant que l'orifice devient plus étroit. De telle sorte que quand l'afflux du sang, quoique déjà entravé, n'éprouve pas encore un obstacle trop absolu, le reflux n'étant pas non plus très-abondant, il s'établit une compensation qui atténue quelque peu le trouble de la fonction.

De quelque façon qu'elle se soit produite, l'insuffisance mitrale a, pour premier effet, un reflux plus ou moins abondant du sang dans l'oreillette, pendant la systole du ventricule. De là l'introduction d'une trop faible quantité de liquide dans le système artériel à chaque contraction du cœur qui épuise ainsi inutilement une partie de son travail.

C'est là qu'il faut chercher la cause de l'hypertrophie compensatrice qui accompagne habituellement cette lésion, lorsqu'elle est un peu ancienne. De là aussi une stase sanguine et une pression assez élevée pendant la systole dans le système des veines pulmonaires. On s'explique la facilité avec laquelle se produisent alors les hémorrhagies des voies aériennes, depuis la simple exsudation de la matière colorante du sang, jusqu'aux noyaux d'apoplexie les mieux caractérisés ; quand on songe que le sang de la petite circulation se trouve en quelque sorte comprimé entre deux forces antagonistes, celle du ventricule droit d'une part, et de l'autre côté celle du cœur gauche par la régurgitation dans les veines pulmonaires.

De cet ensemble de phénomènes mécaniques dérivent

les signes physiques qui seuls peuvent nous conduire à un diagnostic positif de la maladie. Quant aux symptômes généraux, au sujet desquels on trouve dans les auteurs classiques d'assez grands développements, ils ne sont ni assez définis, ni assez constants pour qu'on puisse les rapporter parmi les signes positifs de la maladie. Il en est deux cependant, qu'on ne saurait passer sous silence, à cause de leur constance et surtout de leur liaison intime avec les troubles mécaniques résultant de l'insuffisance. C'est d'abord la dyspnée, dont souffrent toujours les malades atteints de cette affection, et qui trouve sa raison dans cet état particulier du poumon compris entre deux pressions sanguines élevées par suite de l'afflux du cœur droit et du reflux du cœur gauche. Vient ensuite l'hydropisie dont la cause mécanique est peut-être plus facile à comprendre qu'à expliquer. Ce symptôme manque rarement dans l'insuffisance mitrale où il est toujours plus grave qu'avec toute autre lésion organique du cœur. L'hydropisie peut d'ailleurs, selon le degré d'intensité ou d'ancienneté de la maladie, exister à tous les degrés, depuis le léger œdème autour des malléoles par lequel elle débute, jusqu'à cette hydropisie générale au milieu de laquelle les malades finissent par succomber.

Signes physiques. — L'examen direct de la région précordiale doit toujours être pris pour point de départ de l'étude clinique du cœur. Mais nous avons vu déjà que, dans le cas actuel, cet examen réduit aux moyens classiques de percussion et de palpation ne nous donne pas de renseignements de quelque valeur. Je ne m'arrêterai donc pas à ce mode d'exploration, sur lequel j'aurai occasion de revenir à propos de la forme de la pulsation cardiaque. Je me bornerai à exposer les signes fournis par l'auscultation et ceux qui nous sont donnés par le pouls. Je dirai quelques mots du pouls veineux des jugulaires ; non pas qu'il entre directement dans mon sujet, mais parce qu'il est précieux pour le diagnostic différentiel entre l'affection mitrale et l'affection tricuspide, et je terminerai par l'analyse graphique du mouvement propre du cœur.

Signes d'auscultation. — Grâce à la connaissance parfaite que nous possédons aujourd'hui du mode de succession des mouvements du cœur, et des relations qui existent entre eux et les bruits normaux, l'auscultation qui nous révèle les altérations de ces bruits et les bruits anormaux, est devenue de tous les procédés actuellement employés le plus pratique et aussi le plus habituel.

Toutes les fois que la valvule mitrale est altérée dans sa structure au point de permettre le reflux du sang dans l'oreillette pendant la contraction du ventricule, deux choses doivent nécessairement en résulter. D'abord le bruit à la production duquel concourt cette valvule, c'est-à-dire le premier bruit du cœur, sera plus ou moins altéré. En second lieu, il se produira un bruit anormal causé par le passage du sang, chassé du ventricule par la systole dans l'oreillette où la pression est faible, et cela à travers un orifice plus ou moins étroit. Tels sont les phénomènes que la théorie nous indique et que l'observation clinique confirme pleinement.

L'altération du premier bruit est assez constante, mais elle varie naturellement avec le degré d'altération de la valvule elle-même. Ce bruit à l'état normal est dû, comme on sait, à la tension subite, au claquement des deux valvules auriculo-ventriculaires. Si l'une d'elles a subi une augmentation d'épaisseur, si elle s'est raccourcie ou indurée, son claquement va perdre son caractère normal et une partie de son intensité. Il pourra même faire complètement défaut sans que pour cela le premier bruit ait cessé entièrement. Il n'arrive amais, en effet, que les deux valvules mitrale et tricuspide soient affectées au point où cela est nécessaire pour amener la suppression de tout claquement valvulaire Le premier bruit du cœur existe donc toujours, mais il peut être très-affaibli surtout lorsque le souffle systolique est un peu intense. Il est facile de comprendre que dans le cas où le bruit de la valvule mitrale n'existe plus, celui de la tricuspide, qui d'ailleurs se propage mal et faiblement vers le point où l'on entend le maximum du premier bruit, soit plus ou moins complètement masqué par le souffle. Ce signe peut donc avoir encore une valeur relative, surtout lorsqu'il s'accorde avec les autres.

J'arrive maintenant au signe vraiment caractéristique de l'insuffisance mitrale, qui nous est fourni par l'auscultation ; je veux parler du souffle que produit le reflux du liquide à travers l'orifice insuffisant. Ce souffle, comme la théorie l'indique, est essentiellement systolique, c'est-à-dire qu'il coïncide constamment avec le premier bruit et se prolonge plus ou moins pendant la durée de la contraction ventriculaire. A l'auscultation ce moment correspond à l'intervalle qui sépare le premier bruit du second, c'est-à-dire au petit silence du cœur.

C'est, le plus souvent, au-dessous du mamelon gauche,

à la pointe du cœur, qu'il présente sa plus grande intensité, malgré la distance de ce point au lieu de sa production, et sa situation dans un sens opposé à celui qui est le plus favorable à la transmission. Ce fait ne peut s'expliquer que par la situation du poumon gauche qui recouvre le plus souvent la partie du cœur qui correspond aux valvules, et empêche ainsi la propagation du bruit à la paroi thoracique : « Cette observation, dit Friedreich, à qui j'emprunte ce détail, n'est plus exacte, dans le cas où le poumon gauche, s'écartant plutôt du pomon droit, et se déjetant à gauche, laisse à nu la partie du cœur qui correspond à la mitrale ; aussi, dans ces circonstances, le *maximum* du bruit du souffle existe au niveau du troisième espace intercostal, c'est-à-dire en un point plus rapproché de l'origine du bruit du souffle» (1).

La durée et l'intensité de ce bruit sont très-variables. «Tantôt, dit encore Friedreich, il ne dépasse pas de beaucoup la durée du premier bruit normal, de sorte qu'il est séparé du second bruit normal par un court silence ; tantôt au contraire, il se prolonge au point de remplir entièrement le silence systolique ; au moment où il se termine, le second bruit normal se fait entendre comme un son de courte durée, qui souvent ne peut être reconnu que lorsque le bruit de souffle finit brusquement» (2). Quant à l'intensité, dans certains cas, elle est si grande que le souffle est perçu nettement dans tous les points de la cage thoracique. Dans d'autres circonstances, au contraire, le plus souvent, dans la

(1) Friedreich. Traité des maladies du cœur. Traduit par Lorber et Doyon. Paris, 1873, p. 420.
(2) Friedreich. Loc. cit., p. 419.

dernière période de la maladie, on ne perçoit, au niveau du ventricule gauche, pendant la systole, qu'un son indistinct dans lequel on a peine à reconnaître un bruit normal ou un bruit de souffle ; ces différences de durée et d'intensité du bruit trouvent leurs raisons mécaniques dans la forme de la lésion et l'état d'activité de la circulation. Si l'orifice mitral reste largement ouvert pendant la systole du ventricule, le sang contenu dans celui-ci passera rapidement dès le début de cette systole dans l'oreillette et dans les veines pulmonaires ; d'où production d'un souffle court et même absence de souffle, si, comme cela doit arriver dans ce cas, le système des veines pulmonaires et de l'oreillette gauche contient du sang à une pression assez élevée pour faire équilibre à la pression aortique, condition essentielle pour l'introduction d'une ondée sanguine dans le système artériel. Tout au contraire, si l'orifice mitral est à la foi insuffisant et très-rétréci, le liquide ne refluant que très-partiellement par suite de l'étroitesse du passage, le reflux devra durer autant que la systole elle-même. Le souffle sera encore peu intense en raison de la faible veine liquide qui lui donnera naissance ; mais il sera prolongé et pourra avoir une tonalité élevée. Enfin, dans l'insuffisance sans rétrécissement bien prononcé, le souffle aura la durée de la contraction ventriculaire, et prendra, suivant l'état de réplétion du ventricule, c'est-à-dire, suivant l'activité de la circulation, une intensité plus ou moins grande.

La plupart de ces caractères du bruit de souffle systolique que je viens de décrire, peuvent aussi bien se rapporter à celui de l'insuffisance tricuspide. La localisation elle-même n'est pas, comme nous l'avons vu, d'une certitude absolue. Le siége de la lésion, à droite ou à gauche, ne saurait donc être précisé au moyen de l'auscultation. Il n'est pas toujours facile non plus de distinguer le souffle mitral du souffle de rétrécissement aortique, surtout lorsque ce bruit a une grande intensité. Dans ces différents cas, le bruit anormal n'aura de valeur qu'autant que les autres signes eux-mêmes seront assez positifs pour lui servir de contrôle. C'est alors que la forme du pouls, son irrégularité, l'existence ou l'absence de pouls veineux aux jugulaires fourniront des renseignements précieux. Enfin la pulsation cardiaque, par sa forme bien caractéristique de la maladie mitrale, que ne peuvent donner les lésions dont je viens de parler, contribuera souvent à lever tous les doutes.

Le pouls. — Comme conséquence des modifications survenues dans le jeu du cœur, et dans la circulation tout entière, nous trouvons les conditions normales du pouls profondément altérées; c'est surtout dans l'insuffisance mitrale que l'on rencontre ce pouls petit, irrégulier et inégal, signalé par les anciens auteurs et considéré par eux comme un signe constant du rétrécissement mitral. Aujourd'hui ce pouls est devenu classique, et on en trouve le tracé dans tous les traités cliniques. La fig. 1 représente un type de cette forme du pouls.

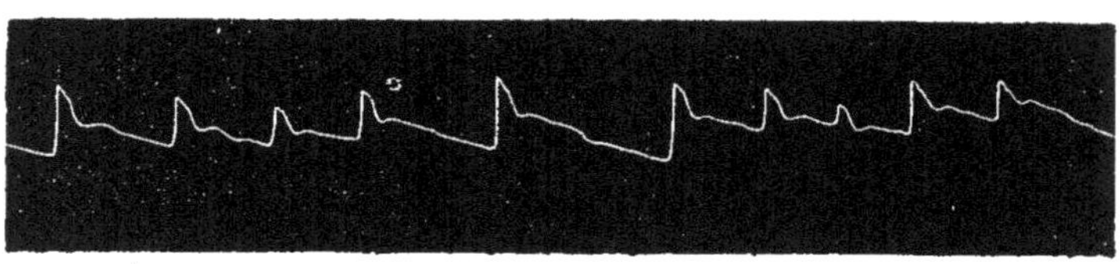

Fig. 1. — Tracé du pouls dans l'insuffisance mitrale (1).

(1) Ce pouls conserve une certaine amplitude; le malade avait une hypertrophie du cœur considérable. (Obs. III.)

La petitesse des pulsations est évidemment due au petit volume de l'ondée lancée dans l'aorte par le ventricule ; quant à l'inégalité du pouls, elle est causée : d'une part, par l'irrégularité même des systoles du cœur qui ne permet pas un écoulement égal du liquide contenu dans le système artériel, entre deux sytoles successives. Cette différence, dans les quantités de liquides écoulés, suffit à elle seule pour expliquer mécaniquement l'inégalité des sensations et celle des hauteurs des tracés sphygmographiques ; d'autre part, le ventricule ne pouvant, dans des intervalles inégaux, se remplir de quantités égales de sang, devra nécessairement lancer des ondées inégales.

Enfin, à ces causes, il faudrait peut-être ajouter l'intensité variable des contractions ventriculaires dues à un repos du cœur plus ou moins prolongé. Si l'on tient compte que toutes ces causes s'ajoutent, on comprendra aisément les variations d'amplitude des tracés. En effet, après une intermittence, le cœur s'étant plus longtemps reposé lancera avec plus de force une ondée plus abondante dans un système artériel moins rempli.

On s'est demandé si l'irrégularité, si désordonnée en apparence au moins des pulsations, n'est soumise à aucune règle. M. Marey a pensé que le rhythme de la respiration influe sur le retour des irrégularités du pouls.

La respiration, en effet, modifiant à chaque instant l'état de la tension dans l'oreillette, peut être une cause d'inégalité dans le volume de sang contenu dans le ventricule, et lancé par celui-ci à chaque systole ; c'est cette inégale tension qui trouble le rhythme du cœur.

Il en est certainement ainsi, et j'ai pu m'en convaincre par l'examen de mes tracés cardiographiques dans lesquels les pulsations sont enregistrées pendant une série de mouvements respiratoires, qui s'écrivent eux-mêmes sous forme d'une ondulation dans la ligne générale du tracé. Presque constamment le rhythme s'accélère pendant l'expiration, et se ralentit pendant l'inspiration; mais il arrive aussi que c'est l'inverse qui se produit. On peut donc affirmer cette influence de la respiration sans fixer néanmoins le sens dans lequel elle doit s'exercer.

Un caractère bien constant aussi du pouls mitral, c'est le dicrotisme des pulsations, d'autant plus grand que celles-ci sont plus petites. Ce dicrotisme a été indiqué par M. Marey qui l'attribue à la faible tension dans les artères. M. le professeur Lorain a également constaté ce fait qui s'observe bien dans les tracés qu'il a donnés dans son ouvrage sur le pouls (1).

Pouls veineux. — Les reflux que l'insuffisance tricuspide produit dans le système veineux se traduisent, au dehors, par deux phénomènes principaux bien connus aujourd'hui : le pouls veineux des jugulaires, et les battements du foie. L'existence de ces mouvements anormaux étant le meilleur moyen de diagnostic différentie entre l'insuffisance de l'orifice auriculo-ventriculaire droit et celle de l'orifice gauche, je crois utile d'en dire ici quelques mots.

Avant tout, il importe de ne pas confondre le pouls veineux, dû au reflux du sang dans les veines pendant la systole, avec les autres mouvements que la circulation peut produire à la région cervicale. A part les pulsations de la carotide, qu'il sera toujours facile de re-

(1) P. Lorain. Le pouls. Études de médecine clinique, Paris, 1869.

connaître, les veines jugulaires elle-mêmes sont fréquemment le siége de mouvements rhythmés avec les contractions du cœur, et qui ne sont nullement causés par une insuffisance valvulaire.

Ce pouls veineux faux acquiert quelquefois une grande intensité qui pourrait faire croire à l'existence d'une insuffisance. Mais grâce à l'analyse graphique à laquelle il a été soumis, dans ces dernières années, par M. Potain (1), cette erreur n'est plus possible. Cet éminent clinicien a démontré que le pouls veineux faux, dû simplement à des alternatives d'arrêt et d'écoulement de la colonne sanguine dans les veines, suivant les phases du mouvement du cœur, fournit un tracé dont les détails correspondent à toutes les phases de la révolution cardiaque. On y trouve la trace de la systole auriculaire (premier soulèvement), de la systole ventriculaire (deuxième soulèvement), de la diastole auriculaire (premier affaissement, de la diastole ventriculaire (deuxième affaissement). Dans ce tracé les soulèvements ont une faible intensité, surtout celui de la systole ventriculaire.

Le tracé du pouls veineux vrai présente aussi les soulèvements successifs dont nous venons de parler ; mais ceux-ci se confondent en une ascension considérable s'effectuant en deux temps, le deuxième soulèvement ayant une amplitude beaucoup plus considérable que le premier, ce qui suffit à différencier cette courbe de celles du pouls veineux faux. En outre, les deux affaissements sont remplacés par un seul, beaucoup plus profond.

En résumé, ce qui caratérise le tracé du pouls vei-

(1) Potain. Des mouvements et des bruits qui se passent dans les veines jugulaires. Comptes-rendus et mémoires de la Société médicale des hôpitaux. Paris, 1867, avec figures.

neux vrai, c'est la très-grande amplitude du soulèvement correspondant à la systole ventriculaire; on trouvera des tracés de ce genre dans le *Traité des maladies du cœur*, de Friedreich, qui en avait donné une explication assez satisfaisante, mais purement théorique, puisque la concordance des mouvements de la veine et de ceux du cœur n'avait pas encore été démontrée comme elle l'est maintenant.

Les battements du foie ne s'observe guère sans qu'il existe de pouls veineux; ils présentent d'ailleurs, ainsi que l'a montré mon ami, M. Mahot (1), les mêmes caractères graphiques que celui-ci: un mouvement ascensionnel se produisant en deux temps (contraction auriculaire et contraction ventriculaire) suivis d'un seul affaissement profond.

(1) Mahot. Des battements du foie dans l'insuffisance tricuspide. Paris, 1869.

TROISIÈME PARTIE

De la pulsation cardiaque.

En étudiant l'histoire des moyens de diagnostic, nous avons vu que l'exploration de la pulsation cardiaque a beaucoup préoccupé les observateurs, dès le début des recherches sur les maladies du cœur. N'était-il pas naturel, en effet, que voulant se rendre compte de l'altération d'un organe dont les fonctions sont toutes mécaniques, on s'adressât directement à la manifestation extérieure de son mouvement? L'étude de ce mouvement semblait donc, mieux que toute autre, devoir conduire à la constatation de l'état normal ou pathologique du cœur.

Mais ce mode d'exploration réduit aux seules ressources de la palpation ne pouvait fournir que des renseignements bien vagues et mal définis, et son emploi, même dans ces limites, devait rester le privilége de quelques praticiens très-exercés. Il n'est donc pas étonnant que cet élément de diagnostic n'ait guère contribué, jusqu'à présent, à faire progresser la science sur ce sujet, et encore moins à venir en aide aux médecins dans la pratique.

De même que pour l'exploration du pouls il était nécessaire de substituer à la palpation une méthode plus précise, susceptible de donner des résultats plus faciles à contrôler et à étudier que ne peuvent l'être des sensations tactiles.

La transformation du mouvement en courbes écrites par ce mouvement lui-même, et traduisant toutes ses phases par autant de détails particuliers, offre à ce point de vue, toutes les garanties désirables. Cette méthode graphique a rendu d'immenses services à la physiologie et on sait que depuis les travaux de MM. Chauveau et Marey sur le choc du cœur chez les animaux, et ceux plus récents de M. Marey sur ce même mouvement chez l'homme, nous sommes en possession d'un type normal bien défini de tracé de pulsation du cœur.

Ne peut-il exister également des types anormaux correspondant à tel ou tel état pathologique ? Cela n'est pas douteux ; car l'expérience démontre que toute altération de l'organe entraîne une modification dans la forme du mouvement. Déjà M. Marey a pu déterminer la forme graphique de la pulsation cardiaque chez l'homme dans l'insuffisance aortique (1). L'identité du tracé qu'on obtient chez l'homme dans cette maladie, avec celui qui avait été donné par le cœur d'un cheval dont les valvules sigmoïdes avaient été déchirées a conduit à cette détermination, à laquelle elle a en même temps servi de contrôle.

La comparaison avec le type normal de tous les tracés que nous aurons à analyser, devant nous servir à donner à ceux-ci leur véritable valeur, j'ai pensé qu'il était nécessaire de rappeler ici brièvement quels sont

(1) Marey. Archives de physiologie, janvier 1869, n. 1.

les divers éléments du tracé normal de la pulsation cardiaque chez l'homme.

Ce tracé s'obtient au moyen du cardiographe de M. Marey (1). Il se compose d'une série de courbes dont chacune correspond à une révolution du cœur. La fig. 2 représente ce tracé normal obtenu avec l'appareil qui m'a servi pour les courbes pathologiques.

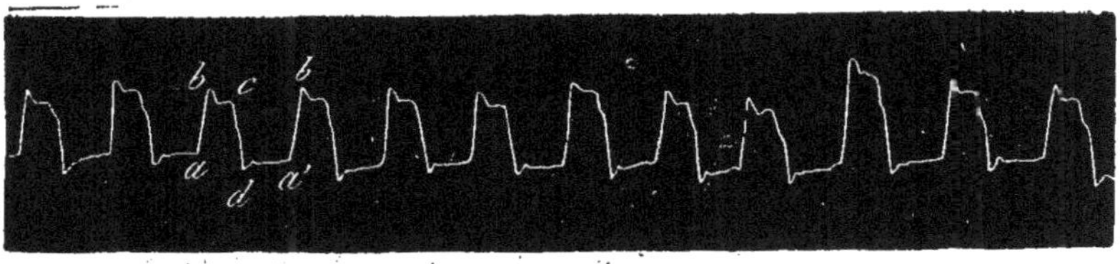

Fig. 2. — Tracé de la pulsation normale du cœur.

Une révolution cardiaque tout entière est comprise entre les points *a* et *a'* La partie *a b c d* représente la période active du mouvement. La ligne ascendante *a b* correspond au début de la contraction du ventricule et indique, par sa verticalité, la grande brusquerie de ce début. La ligne *b c*, qui représente la durée de la systole, retombe presque aussitôt à un niveau inférieur. A ce moment, l'effort du ventricule ayant soulevé les valvules sigmoïdes, l'ondée sanguine commence à pénétrer dans l'aorte et le cœur diminue brusquement de volume. Puis la ligne se maintient horizontale ou légèrement descendante pendant que le ventricule continue à se vider. De *c* en *d* a lieu la décontraction. Elle dure plus longtemps que la contraction, aussi la ligne est-elle plus inclinée. Cette ligne descend beaucoup plus bas que le point *a*, d'où la ligne ascendante était partie. La diffé-

(1) Marey. Du mouvement dans les fonctions de la vie, p. 145 et suivantes. Paris, Germer-Baillière, 1868.

rence entre la hauteur des points *d* et *a* est due à l'évacuation du liquide pendant la systole du ventricule. Aussi voit-on au point *d*, la courbe se relever immédiatement d'une certaine quantité, puis monter légèrement jusqu'à la systole suivante. A ce moment elle est revenue à son premier niveau. Cette période correspond à l'afflux brusque d'abord, graduel ensuite, du sang veineux, dont la pression est peu considérable (1).

Comparons maintenant le type normal que nous venons d'examiner avec les types anormaux que présentent les fig. 3, 4, 5 et 6.

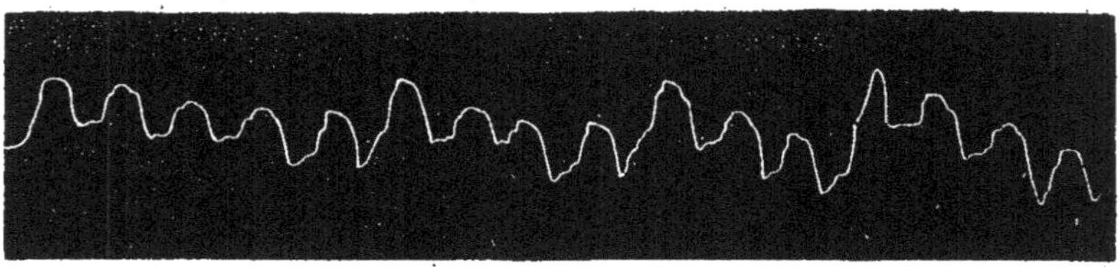

Fig. 3. — Tracé de la pulsation cardiaque dans l'insuffisance mitrale. Obs. II. Mort. Autopsie.

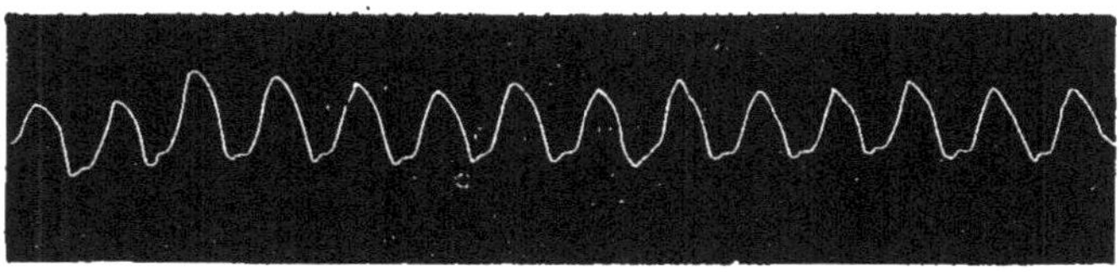

Fig. 4. — Id. Obs. II.

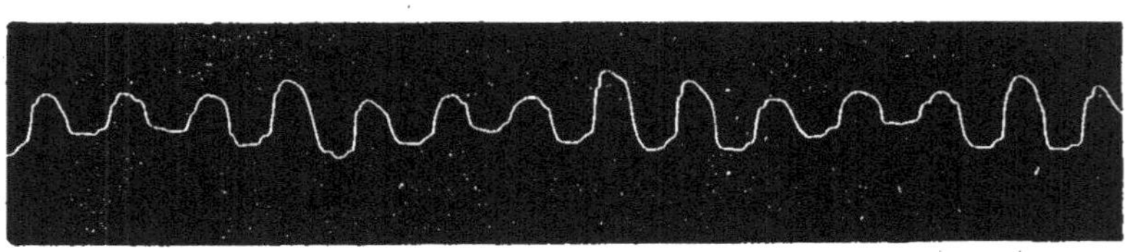

Fig. 5.—Id. Obs. V.

(1) Voir pour l'analyse détaillée de ces courbes : Marey, Physiologie médicale de la circulation, p. 69 et suivantes.

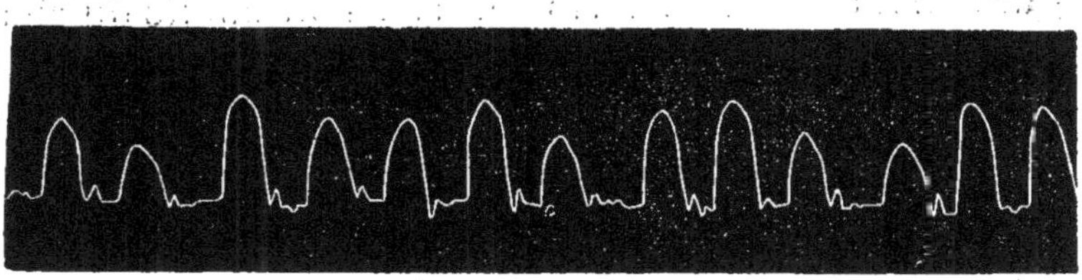

Fig. 6. — Id. Obs. VIII.

Ces tracés ont été obtenus sur des malades atteints d'insuffisance mitrale, chez lesquels le diagnostic n'était pas douteux. Dans l'un de ces cas, l'autopsie a été faite et a confirmé l'existence de la lésion.

On remarquera tout d'abord la similitude de ces tracés et la déformation des courbes systoliques. Si nous prenons l'une d'elles en particulier, nous voyons le début de la systole, si brusque à l'état normal, marqué par une ligne ascendante qui va en s'arrondissant à partir d'une certaine hauteur, et n'atteint son maximum que vers le milieu de la période systolique.

Le cœur met beaucoup plus de temps à atteindre son maximum d'effet ; la pointe du sommet qui se produit d'ordinaire presque immédiatement, n'existe plus, ou se trouve reportée plus loin. La décontraction elle-même ne s'écrit plus sous la forme d'une ligne droite qui se détache du sommet en formant un angle vif avec lui. Le début en est à peine indiqué, souvent même, on ne le retrouve pas, et tout cet ensemble constitue un sommet arrondi, caractéristique de tous les tracés d'insuffisance mitrale. Ces détails anormaux sont d'autant plus marqués, que la lésion est plus ancienne et plus étendue.

L'examen de ces tracés nous conduit à chercher par quelle raison mécanique, cette déformation coïncide avec l'inoclusion de la valvule. Il est certain que dans la pulsation normale, la tension subite du cœur tout entier sur le sang, retenu par la valvule, produit la brusque élévation de la ligne de début, dont la terminaison en angle vif, ou même en pointe aiguë, exprime bien l'espèce de choc qui se produit à ce moment. On comprend donc que cette partie de la courbe soit modifiée, mais il n'est pas facile d'en donner une théorie satisfaisante.

A défaut d'explication de ce genre, la valeur de ces tracés a été contrôlée par des expériences réalisées récemment dans le laboratoire de M. Marey au moyen d'un appareil schématique, qui reproduit la plupart des phénomènes mécaniques de la circulation. On connaît les résultats déjà obtenus au moyen de ces schémas pour la description desquels je renverrai à leur auteur (1). Le dernier appareil circulatoire construit par M. Marey, beaucoup plus parfait que les précédents, permet de recueillir le tracé de la pulsation cardiaque. En même temps par une disposition spéciale, on peut, à un moment donné, maintenir la valvule mitrale constamment ouverte ; on voit alors se produire immédiatement la plupart des phénomènes mécaniques observés chez l'homme, dans l'insuffisance de cette valvule. Le pouls des artères devient très-petit, on perçoit le souffle systolique, enfin, la pulsation ventriculaire qui présentait, pendant le libre jeu de la valvule, la forme de la pulsation normale chez les animaux, prend aussitôt une forme nouvelle, analogue à celle que je viens de décrire.

La fig. 5 représente deux tracés simultanés ; celui du cœur et celui du pouls. Pendant les premières pulsa-

(1) Marey: Physiologie méd., p. 164. Du même : Du mouvement dans les fonctions de la vie, pp. 44, 56, 53, 50.

ions, la valvule est maintenue ouverte. A un certain moment on l'abandonne à elle-même, et on voit le tracé

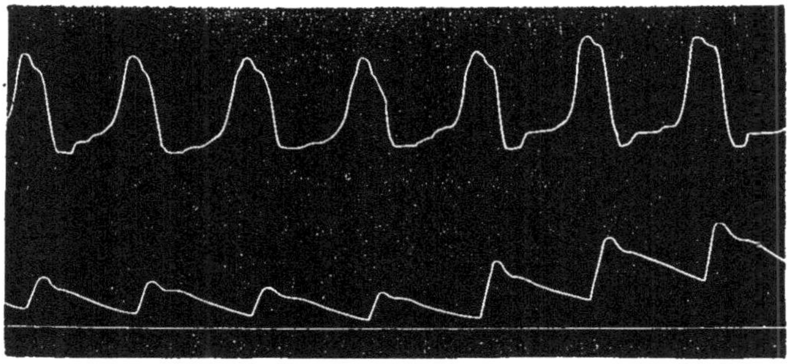

Fig. 7. — Tracés obtenus sur le schéma.

du cœur reprendre sa forme normale le pouls redevient ample et la tension artérielle monte.

Il n'est pas toujours possible de recueillir chez l'homme sain, et à plus forte raison sur le malade un tracé de la pulsation cardiaque, et, même lorsqu'on l'obtient, il n'a pas toujours la netteté des exemples que j'ai choisis. Je crois devoir signaler, en terminant cet exposé, les conditions qui peuvent mettre obstacle à l'emploi de la méthode graphique et les causes d'erreur qu'il faut éviter.

Rappelons-nous d'abord que la disposition anatomique du cœur est telle qu'il est en grande partie séparé de la paroi pectorale par le poumon gauche, qui ne laisse à découvert qu'une portion du ventricule droit et la pointe du ventricule gauche qui forme la pointe même de l'organe. La pulsation ne peut être perçue qu'en ces deux points ; encore celle du ventricule droit est-elle le plus souvent très-affaiblie ou même éteinte par la rigidité des parois thoraciques.

Mettons de côté tout d'abord la pulsation du cœur

droit, dont le tracé ne nous renseigne pas sur l'état du cœur gauche. C'est même là une des principales causes d'erreur et j'y reviendrai tout à l'heure. Il n'est pas rare qu'une lamelle de poumon vienne s'interposer d'une manière permanente entre la paroi et la pointe du cœur. D'autres fois seulement, elle avance et se retire au devant de celle-ci, dans les mouvements respiratoires. Cela est d'autant plus fréquent, que le plus souvent chez les sujets atteints d'une affection du cœur, le poumon n'est plus dans les conditions normales. Alors on n'a plus aucun tracé, ou celui qu'on obtient, n'offre que de temps en temps une pulsation un peu nette qu'on pourra quelquefois utiliser.

Le mouvement des côtes qui s'enregistre toujours avec celui du cœur d'une façon plus ou moins marquée, peut, lorsqu'on a affaire à des malades en proie à une dyspnée un peu intense, s'écrire de façon à masquer ou tout au moins à déformer les courbes de pulsations.

L'irrégularité des mouvements du cœur, si habituelle dans l'affection qui nous occupe, est aussi une cause de perturbation dans la régularité et l'uniformité des courbes. Il est facile de s'en convaincre en examinant le tracé fig. 8, obtenu sur un sujet dont le rhythme

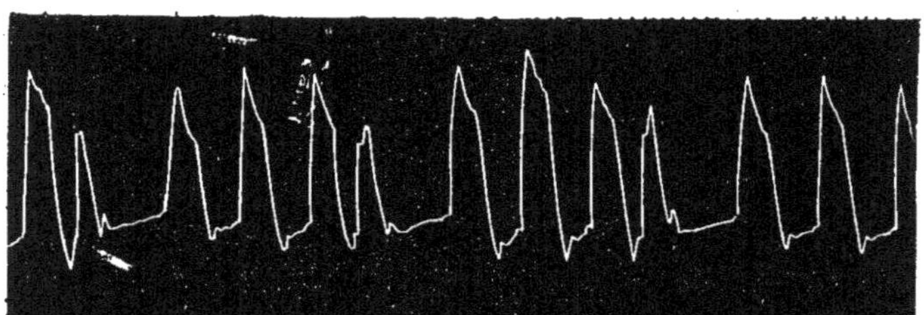

Fig. 8. — Tracé du cœur normal. Palpitations.

du cœur est troublé par des palpitations sans qu'il existe de lésion organique.

Ces palpitations, assez régulièrement rhythmées avec la respiration, consistent en une systole qui vient avant son tour sans que le rhythme des autres soit en rien troublé.

En d'autres termes, les trois pulsations dans lesquelles se trouve comprise la systole déplacée occupent le même espace que trois pulsations régulièrement espacées ; ou bien encore, l'intervalle entre la pulsation normale qui précède la pulsation anormale et celle qui la suit est exactement le même que lorsque toutes sont à leur place. La forme de cette pulsation précipitée est tout à fait différente de la forme normale. Son amplitude est beaucoup plus faible, elle dure moins et n'a presque pas de période systolique.

En somme, il semble que le cœur, n'ayant pas eu le temps de se remplir entre les deux systoles, se soit contracté à vide. Une semblable systole ne peut donner, par sa forme, aucun renseignement sur une lésion organique, puisque la fonction du cœur ne s'est pas accomplie en quelque sorte. Ce mode de contraction du cœur, qu'on pourrait appeler contraction à vide, est très-fréquent dans l'insuffisance mitrale, surtout à la dernière période ou même dans le cours de la maladie, lorsque les symptômes sont graves. Dans ce cas, il est essentiel de ne tenir compte que des pulsations régulières et bien frappées. Comme exemple, de cas de ce genre, je citerai mes tracés fig. 17 et 18, et obs. VI et VII. Les pulsations avortées se reconnaissent facilement à leur sommet aigu et vibrant.

J'arrive maintenant à cette cause d'erreur dont j'ai

déjà parlé, qui se présente toutes les fois que l'un et l'autre ventricule, ou seulement l'un des deux, fournit un tracé. Il peut se faire que le ventricule malade seul soit accessible ; dans ce cas, il n'y a pas de difficulté. Mais dans le cas contraire, on sera fort étonné d'obtenir un tracé normal sur un sujet manifestement atteint d'une affection cardiaque. On devra donc toujours, avant de se servir de l'appareil enregistreur, déterminer à quelle partie du cœur correspondent les points où l'on sent les pulsations. Ce n'est que grâce à cette précaution que les tracés bien nettement écrits pourront être consultés avec fruit.

Cette étude n'est pas exempte de difficultés, et on a pu voir qu'elle comporte même certaines impossibilités. Mais il ne faut pas oublier que tous les moyens de diagnostic dont nous disposons sont dans ce cas. La méthode graphique n'est pas une méthode exclusive, qui trouve son emploi dans toutes les maladies et qui puisse se passer des autres moyens de recherches, surtout dans le champ si vaste des études cliniques. Mais je crois cependant, qu'elle pourra bien souvent, en nous renseignant d'une façon positive sur un signe physique d'une grande valeur, contribuer puissamment à éclairer ces études dans les maladies du cœur.

OBSERVATIONS.

OBSERVATION I.

Hôpital Saint-Antoine, salle Saint-Augustin, nº 34. Service de M. Lorain. Le 15 mars 1868 (Van Hostadt).

Insuffisance mitrale pure, déjà ancienne; bien caractérisée par tous les signes cliniques.

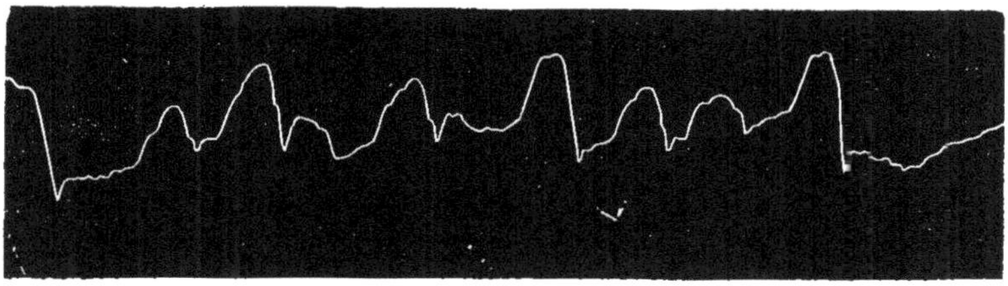

Fig. 9. — Tracé de la pulsation cardiaque.

Le tracé (fig. 9) présente une suite de pulsations bien nettement déformées par la lésion. Le malade a la respiration un peu haletante : les battements du cœur sont très-irréguliers.

OBS. II. — Insuffisance mitrale; autopsie. Hôpital temporaire, rue de Sèvres, salle Saint-François, n. 11, service de M. Lépine, 21 octobre 1874.

Aglaé V..., 58 ans.

La malade est dans un état comateux qui ne permet pas d'en obtenir des renseignements sur ses antécédents. On parvient cependant à savoir qu'elle a eu des rhumatismes articulaires. On constate l'existence d'un souffle aigu, piaulant, au premier temps à la pointe. Cœur irrégulier, pouls très-petit. Accès de dyspnée fréquents et très-intenses.

Le 6 novembre. Le cœur est très-affaibli, le pouls presque insensible. Les bruits du cœur sont faibles, le souffle s'entend à peine.

Les trois figures 10, 11 et 12 représentent des tracés

de la pulsation du cœur chez cette malade pris à des moments différents.

Le premier, obtenu un certain temps avant la mort, 15 jours environ, a bien les caractères que j'ai indiqués.

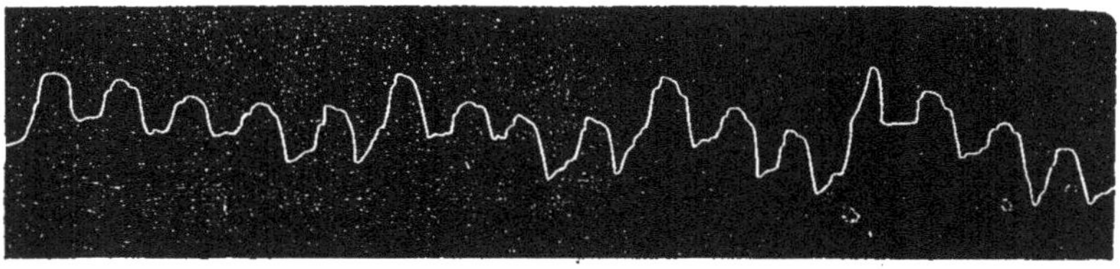

Fig. 10. — Tracé du cœur.

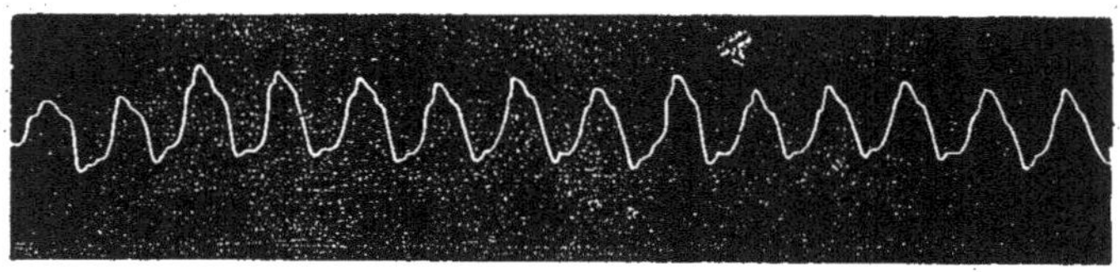

Fig. 11. — Id.

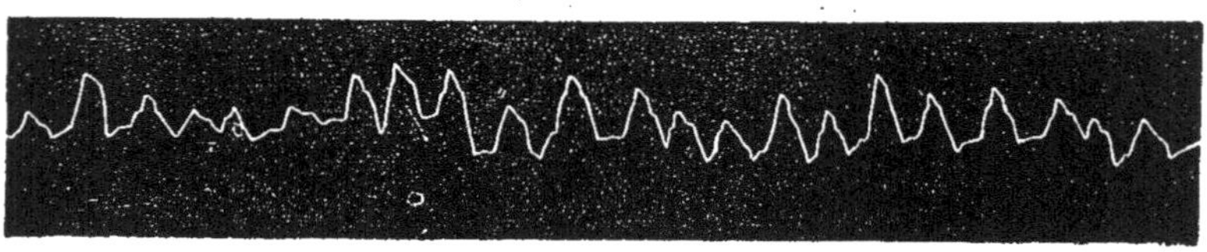

Fig. 12. — Id. le jour de la mort.

La comparaison de ces tracés offre un intérêt particulier à cause de la modification qu'ils subissent à mesure que la mort arrive. Déjà le second (fig. 11) prend une forme anguleuse qui s'accentue beaucoup dans le dernier, pris le jour même de la mort. Ces graphiques semblent indiquer que le cœur contient de moins en moins de sang; et en même temps dans le dernier tracé, la force des contractions a considérablement diminué.

Chez cette malade très-amaigrie, j'ai obtenu la pulsation du cœur droit dont j'ai parlé, qui présentait les caractères normaux.

Autopsie. — La malade meurt le 9 novembre. A l'autopsie, on trouve le péricarde un peu distendu par du liquide. Le cœur est un peu volumineux.

L'hypertrophie porte exclusivement sur le ventricule gauche mesurant 3 cent. d'épaisseur. La cavité ventriculaire n'est pas agrandie. Le muscle est un peu jaunâtre.

Les deux cœurs sont ainsi disposés que le ventricule gauche forme à lui seul la pointe du cœur. La valvule tricuspide est saine.

La crosse de l'aorte est jaune, sans plaques crayeuses, mais manifestement athéromateuse.

L'athérome occupe toute la longueur de l'aorte plus avancé en quelque sorte à mesure qu'on descend. A l'ouverture du ventricule gauche on n'y trouve pas de caillots.

La valvule mitrale vue de l'oreillette présente une surface rugueuse. Les bords sont déchiquetés. Sa valve postérieure surtout est couverte de nombreuses végétations. Les cordages tendineux sont raccourcis et épaissis à leur jonction avec le bord libre, de sorte qu'il est impossible de mettre ces bords en contact. Ces bords ne sont soudés en aucun point. Il n'y a donc pas de rétrécissement. Mais l'insuffisance est très-complète et résulte de l'état d'induration de la valvule, de son raccourcissement, et aussi du raccourcissement des cordages tendineux.

Obs. III. — Hôpital Necker, salle Saint-Louis, n. 25, 21 novembre 1874, service de M. Potain.

Rémérand (François), 27 ans, garçon de salle, n'a jamais eu de rhumatismes. Il a habité Suez pendant 15 ans, occupé aux travaux du canal : a éprouvé de nombreuses insolations. D'ailleurs bien portant jusqu'au mois de janvier 1872. A cette époque il a eu une bronchite très-forte pour laquelle il est entré à l'hôpital d'Alexandrie.

Un mois après sa bronchite étant améliorée il a été pris de coliques extrêmement violentes qui durèrent 8 jours à deux reprises. C'est à la suite de cet accident qu'il s'est trouvé oppressé, il s'est senti des palpitations de l'essoufflement qui ne lui ont pas permis de reprendre son travail. Enfin son état s'étant encore aggravé, il a été forcé de revenir en France où il n'a guère quitté l'hôpital.

Actuellement le cœur est très-volumineux. L'impulsion communiquée à la paroi se fait sentir dans une grande étendue et avec une grande intensité.

La pointe bat au-dessous du 7e espace intercostal sous la 8e côte.

L'auscultation fait entendre un souffle très-intense à timbre doux ayant son maximum bien nettement à la pointe. Le second bruit est bien frappé, sans souffle. Aucun bruit diastolique.

Les battements sont très-irréguliers.

Le tracé du cœur (fig. 13) est très-significatif.

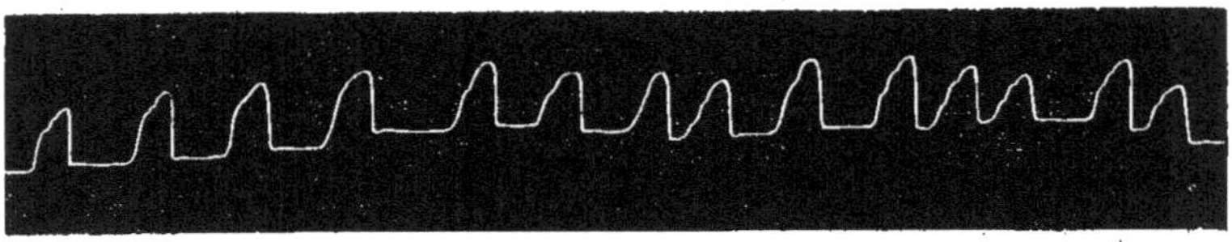

Fig. 13. — Rémérand. Tracé du cœur.

On peut prendre le tracé dans une grande étendue et on doit se tenir en garde contre la possibilité de le prendre sur le cœur droit ainsi que je l'ai indiqué. On rencontrait aussi chez ce malade, une autre difficulté qui se présente fréquemment. J'ai dit que la pointe ne battait plus au-dessous de la 8e côte. Cependant on percevait encore des mouvements dans le 9e espace. Il s'agissait de ce que M. Marey a appelé le battement négatif, c'est-à-dire l'aspiration produite autour du cœur qui se vide, par le retrait de ses parois (1).

Le tracé sphygmographique (fig. 1) est un type du tracé que M. Marey a donné de l'insuffisance mitrale.

Observation IV.

Hôpital de la Pitié, salle Notre-Dame, no 1, service de M. Lorain. Danel, Marie, 27 ans. Rhumatisante depuis l'âge de 12 ans, actuellement convalescente d'une reprise de rhumatisme. Souffle doux assez intense au premier temps à la pointe; léger souffle diastolique au même point. Insuffisance mitrate avec un certain degré de rétrécissement.

Le tracé (fig. 14) dénote l'insuffisance.

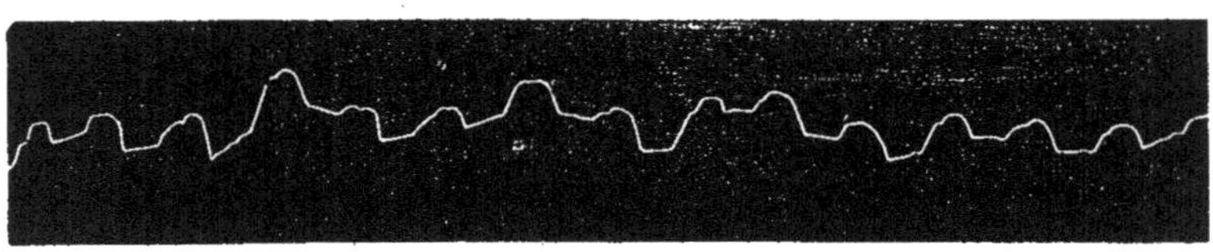

Fig. 14. — Danel (Marie) Tracé du cœur.

(1) Voir Marey, Physiologie médicale, p. 122.

OBSERVATION V.

Lucas (Joseph), 58 ans, asile de Vincennes, salle Laënnec (infirmerie), n° 1, 5 août 1874. Service de M. le Dr Du Mesnil. Rhumatisant depuis très-longtemps. Signes généraux d'affection du cœur. Œdème considérable; cœur volumineux; souffle très-net et très-pur au premier temps à la pointe. Rien au deuxième temps, rien à l'orifice aortique. Insuffisance mitrale bien caractérisée. Le cœur est un peu irrégulier mais calmé par la digitale.

Le tracé (fig. 15) n'est pas moins affirmatif que les autres signes.

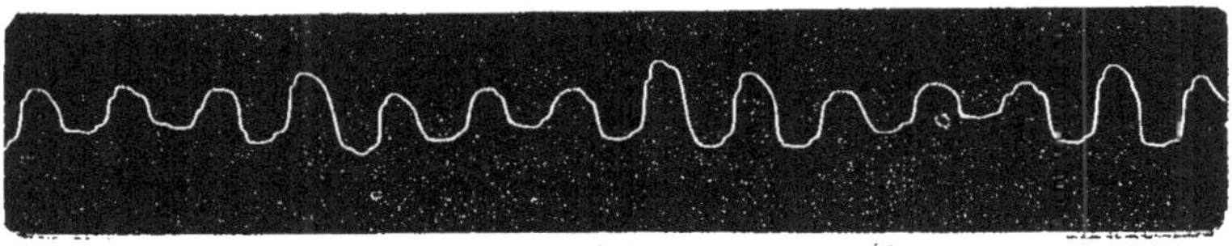

Fig. 15. — Lucas. Tracé des pulsations du cœur.

OBSERVATION VI.

Hôpital Saint-Antoine, 14 février 1868. Service de M. Mesnet. Homme, n° 27.

Affection cardiaque complexe, les deux bruits s'accompagnant de souffles. Les battements du cœur sont très-irréguliers. Lorsque le malade est en repos, ils se rhythment en série de battements comme on peut le voir au tracé du pouls (fig. 16). Quand le malade marche, ce rhythme disparaît.

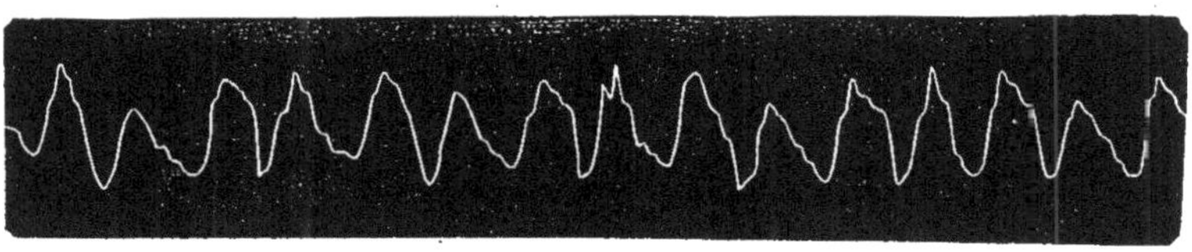

Fig. 16. — Tracé du cœur.

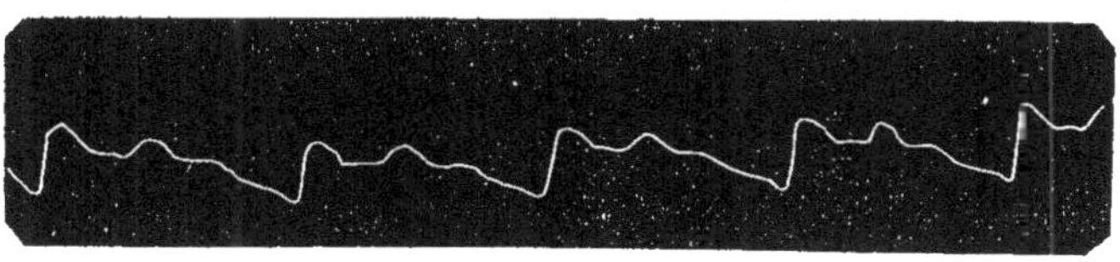

Fig. 17. — Tracé du pouls.

Le tracé du pouls a été pris au repos, et celui du cœur après un certain exercice. Les deux tracés ont permis d'affirmer pendant la vie l'existence d'une insuffisance mitrale dont les autres signes étaient difficiles à constater.

Autopsie. — Le malade est mort le 29 février. On trouve le cœur un peu hypertrophié. La valvule mitrale est épaissie, déchiquetée et largement insuffisante.

L'orifice aortique présente ses valvules sigmoïdes amincies et percées de petits trous. L'une d'elles est épaissie à son bord libre et présente en ce point de petites excroissances. L'aorte est dilatée et indurée au-dessus des valvules. Il y a donc insuffisance aortique, mais l'insuffisance mitrale est de beaucoup prédominante.

Observation VII.

Hôpital Saint-Antoine. Salle Saint-Augustin, nº 23, homme. Service de M. Lorain, 22 avril 1868.

Insuffisance mitrale bien constatée pendant la vie. Le malade est mort le 26 avril 1868.

Autopsie faite par M. Lorain. On constate une insuffisance complète de l'orifice auriculo-ventriculaire gauche qui est même largement dilaté. Aorte athéromateuse : les valvules sigmoïdes sont insuffisantes.

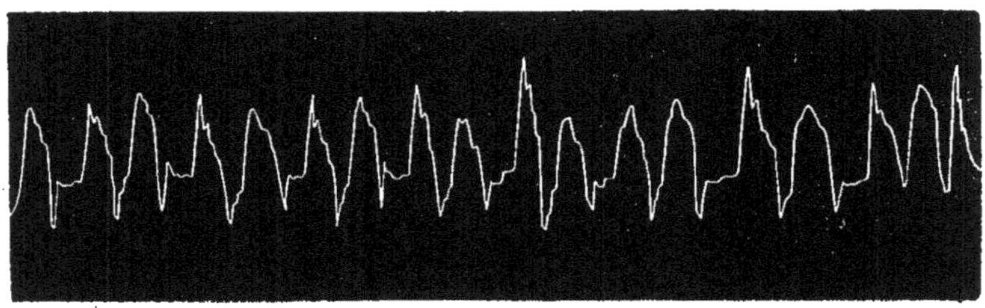

Fig. 18. — Tracé du cœur.

Le tracé du cœur (fig. 18) a été pris au moment où le malade était près de succomber. Les battements étaient tumultueux, de sorte que c'est seulement de deux en deux pulsations qu'on trouve le sommet caractéristique de la lésion. Les pulsations intermédiaires sont dans le cas dont j'ai parlé (page 55), d'un cœur qui se contracte à vide et doivent, pour cette raison, être négligées.

Observation VIII.

Hôpital Saint-Antoine. Lefort (Adrien) 19 ans, salle Saint-

Etienne, nº 16, le 18 juillet 1875. Service de M. Lépine, suppléant.

Le malade a eu, il y a six mois, un rhumatisme articulaire aigu compliqué probablement de pleurésie et d'endopéricardite. Il a eu deux vésicatoires sur le côté gauche.

Aujourd'hui le pouls est irrégulier, intermittent, très-petit, inégal.

Le cœur est très-hypertrophié; la pointe très-abaissée bat sur une ligne axillaire; la pulsation est énergique et très-étendue.

On entend un bruit de souffle intense au premier temps, pas d'autre bruit anormal.

Léger œdème des membres inférieurs.

Congestion pulmonaire intense. Il a craché du sang à deux reprises il y a un mois.

Le tracé du cœur (fig. 19) confirme le diagnostic d'insuffisance mitrale.

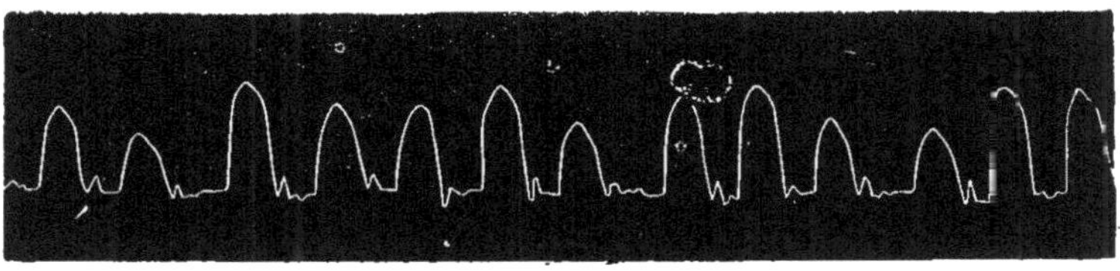

Fig. 19. — Tracé du cœur.

Malgré l'hypertrophie qui tend toujours à faire disparaître par suite de l'intensité du mouvement les caractères propres à la lésion on peut voir que ce tracé offre encore un fort bon type de tracé mitral.

Observation IX.

Hôpital de la Pitié. Salle Saint-Michel, nº 8, service de M. Lorain. Bichon (Henri), 18 ans. Entré à l'hôpital pour une fièvre typhoïde qui a été suivie d'accidents de paralysie croisée très-varies et très-graves. Actuellement au bout de 2 ans il est encore atteint de paralysie labio-glosso-pharyngée. Ces accidents de l'avis de M. Lorain ne peuvent avoir d'autre cause que des embolies dues à des concrétions sanguines qui se seront également attachées à la valvule mitrale occasionnant ainsi une insuffisance qui se traduit maintenant par de la dyspnée et un souffle assez intense. Le tracé (fig. 20) accuse nettement l'insuffisance.

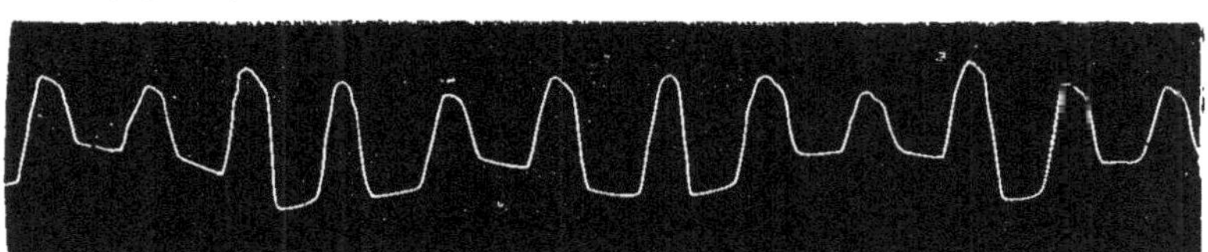

Fig. 20. — Bichon (Henri). Tracé du cœur.

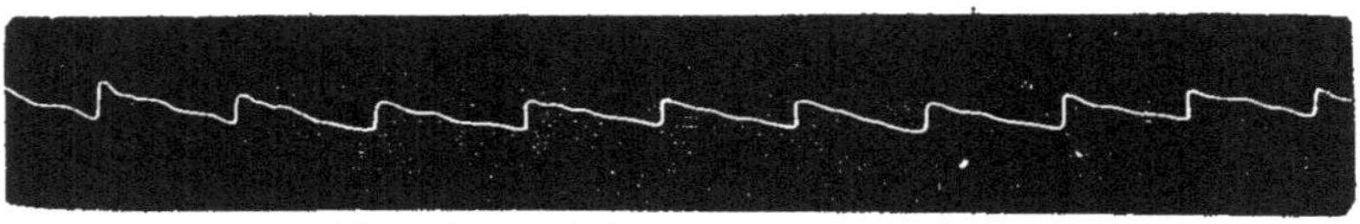

Fig. 21. — Bichon. Tracé du pouls.

OBSERVATION X.

Hôpital Lariboisière. Service de M. Millard, 14 juin 1874. Cortier (Jean), 22 ans. Rhumatisant depuis l'âge de 11 ans, souffle intense au premier temps à la pointe. Souffle diastolique de rétrécissement mitral. Le cœur est très-volumineux, la pointe bat dans le septième espace intercostal. Rhythmelent, influencé par la digitale.

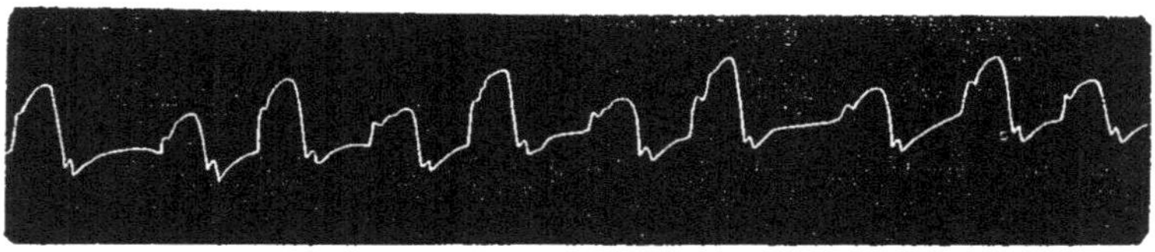

Fig. 22. — Cortier. Tracé du cœur.

OBSERVATION XI.

Pisson (Louis), 52 ans, scieur de pierres. Hôpital temporaire (rue de Sèvres). Salle Sainte-Anne, n° 10. Service de M. Lépine, 14 novembre 1874. N'a pas eu de rhumatismes. Il a été pris il y a quatre ans de crachements de sang. Toujours très-enrhumé. Il offre tous les signes généraux d'affection cardiaque. Œdème considérable. Cœur très-irrégulier, souffle intense d'insuffisance mitrale. Tracé (fig. 23) d'insuffisance.

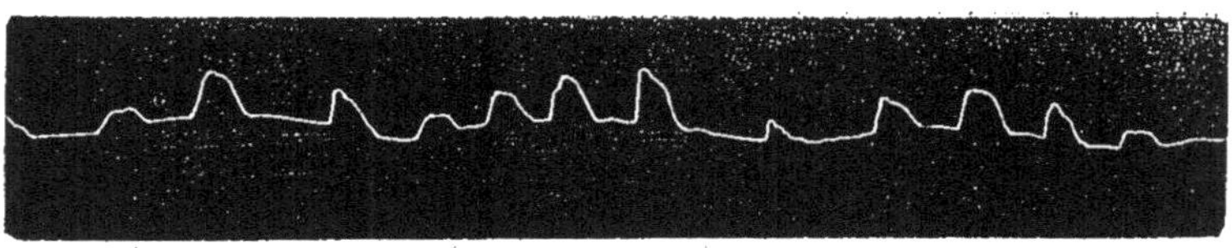

Fig. 23. — Pisson. Tracé du cœur.

TRACÉS D'INSUFFISANCE MITRALE.

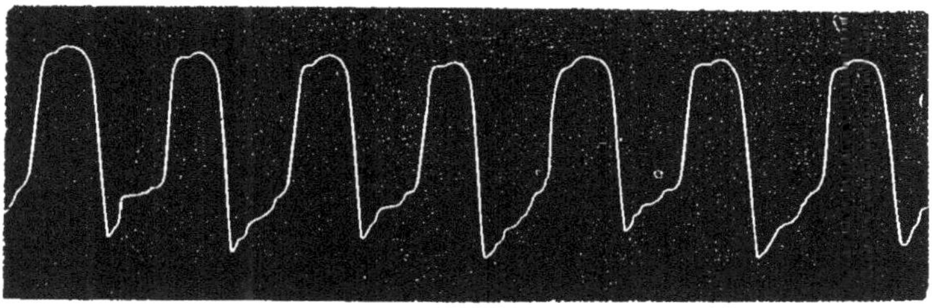

Fig. 23. — Bœckel. Insuffisance mitrale (empruntée à la thèse de M. Blache).

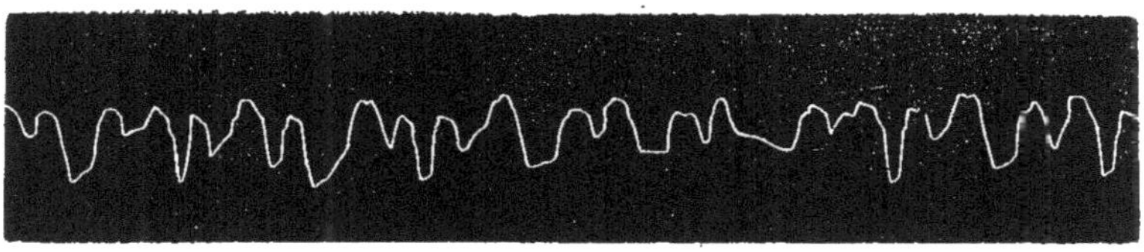

Fig. 25. — Tracé recueilli à la Charité, salle Saint-Charles, octobre 1872. Insuffisance mitrale.

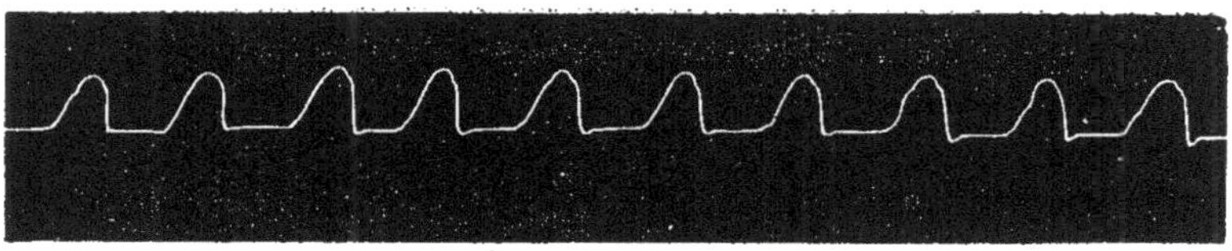

Fig. 26. — Tracé recueilli à l'hôpital de la Pitié, salle Saint-Athanase n. 40, service de M. Marrotte, 5 mars 1871. Insuffisance mitrale.

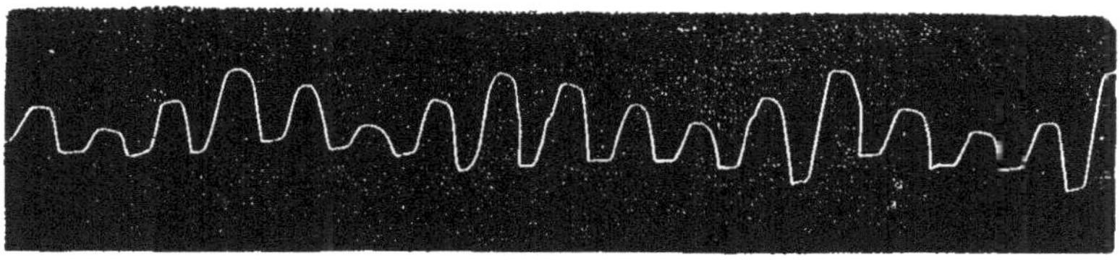

27 Fig. — Guillon (Annette). Hôtel-Dieu, salle Saint-François, n. 15, mars 1872. Insuffisance mitrale.

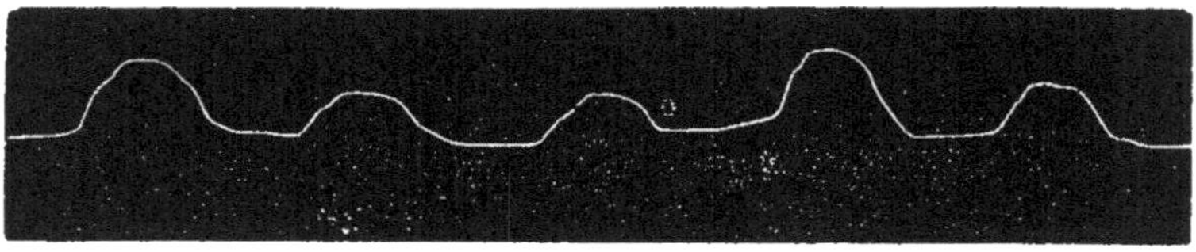

Fig 28. — Tracé receuilli à la Salpêtrière, salle Sainte-Marthe, n° 4, année 1867, Insuffisance mitrale.

A. Parent, imprimeur de la Faculté de Médecine, rue Mr-le-Prince, 31

www.ingramcontent.com/pod-product-compliance
Ingram Content Group UK Ltd.
Pitfield, Milton Keynes, MK11 3LW, UK
UKHW031948260826
14628UKWH00004B/1933

9 782019 657031